Dr. Lena Burri, Dr. Stefan Siebrecht

KRILL-ÖI

Eine hervorragende Quelle von Omega-3-Fettsäuren

Die Wirkung von Omega-3-Phospholipiden aus dem Südpolarmeer

ISBN-13: 978-3-920328-67-6

CIP-Titelaufnahme der Deutschen Bibliothek:

Dr. rer. nat. Lena Burri, Dr. Stefan Siebrecht: Krill-Öl. Eine hervorragende Quelle von Omega-3-Fettsäuren. Die Wirkung von Omega-3-Phospholipiden aus dem Südpolarmeer
Siebrecht Gesundheitsbücher – Band 1

Herausgeber: Dr. Stefan Siebrecht Health & Nutrition Books
Gustavstraße 36
D-58332 Schwelm
Germany

Ponte Press Verlags-GmbH
Stockumer Straße 148
44892 Bochum
Germany

Printed by Zimmermann Druck + Verlag GmbH, Balve, Germany 2014/2015

Vorwort

Omega-3-Fettsäuren sind unabdingbar für die frühe Entwicklung des menschlichen Körpers. Sie tragen entscheidend dazu bei, dessen Funktionen und Gesundheit über die gesamte Lebensspanne hinweg zu erhalten. Auch als therapeutischer Wirkstoff bei verschiedensten Indikationsgebieten haben sie eine wichtige Funktion. Bislang vorliegende Studien weisen darauf hin, dass Eicosapentaensäure (EPA) und Docosahexaensäure (DHA) die beiden Fettsäuren mit der höchsten biologischen Aktivität sind. Offenbar brauchen die Zellen und das Gewebe des menschlichen Körpers diese Fettsäuren, um gut zu funktionieren. DHA ist besonders wichtig für das menschliche Gehirn, für die Zellen im Herzmuskel und für die Stäbchen und Zapfen im Auge. Deshalb ist eine frühzeitige und gute Versorgung mit DHA entscheidend für die optimale Entwicklung und Funktion von Herz, Gehirn und Sehkraft.

Sowohl EPA als auch DHA spielen eine Rolle bei der Regulierung von Blutfettwerten, Entzündungen, des Immunsystems, bei der Reaktivität der Blutplättchen und Blutkoagulation, bei Blutdruck, Knochenumsatz und Insulinsensibilität – und auch bei weiteren physiologischen Funktionen.

So hat sich beispielsweise gezeigt, dass EPA und DHA das Risiko für die Entstehung kardiovaskulärer Erkrankungen senken. Sie können auch zur Behandlung von Personen eingesetzt werden, die bereits hohe Blutfettwerte oder Herzerkrankungen aufweisen. Sie können aber auch bei entzündlichen Erkrankungen wie Arthritis wirksam sein. Neueste Studien haben außerdem gezeigt, dass diese Fettsäuren bei psychischen Störungen und psychiatrischen Erkrankungen sowie bei Prozessen des Abbaus geistiger Fähigkeiten günstige Effekte haben können. Außerdem weiß man heute schon sehr viel über die molekularen und zellulären Wirkmechanismen von EPA und DHA.

Omega-3-Fettsäuren werden von Wasser- und Landpflanzen gebildet. Die meisten Pflanzen produzieren jedoch alpha-Linolensäure (ALA), nicht EPA und DHA. Unglücklicherweise ist bei Menschen die Fähigkeit, ALA in EPA und insbesondere DHA umzuwandeln, begrenzt. Obwohl ALA in der Nahrungskette und der menschlichen Nahrung in genügenden Mengen vorhanden ist, ist die Aufnahme meist nicht ausreichend, um den Bedarf an EPA und DHA zu decken. Phytoplankton dagegen kann EPA und DHA aus ALA produzieren. So stellt

Phytoplankton für Organismen weiter vorn in der Nahrungskette eine entscheidende Quelle dieser wichtigen Fettsäuren dar. Entsprechend reichern sich EPA und DHA in Krustentieren, Weichtieren, Fischen und Meeressäugetieren an, die deshalb eine der reichhaltigsten Quellen dieser wichtigen Fettsäuren darstellen.

Fette Fische wie Lachse, Makrelen, Heringe, Sardinen oder Forellen sind hervorragende Quellen von EPA und DHA. Nahrungsergänzungsmittel mit Fisch-Öl und Lebertran liefern ebenfalls EPA und DHA. Die alten Hausmittel, ein Teelöffel Lebertran täglich für gute Gesundheit, oder Fisch als „Hirnnahrung", bestätigen sich durch die jetzt belegten Wirkungen von EPA und DHA. Dies begründete eine weltweite Nachfrage nach EPA und DHA. Diese Fettsäuren stammen derzeit hauptsächlich aus Fisch. Da jedoch die Fischbestände weltweit gefährdet sind, reagiert der Omega-3-Markt mit der Suche nach nachhaltigeren Quellen – Algen und Krill sind solche Alternativen.

Krill ist ein garnelenähnliches Krustentier, das in sehr kaltem Wasser hauptsächlich in der Antarktis lebt und sich von mikroskopisch kleinen Algen ernährt. Aufgrund seiner Nahrung sind Krill und das daraus gewonnene Öl reich an EPA und DHA. So ist Krill eine Alternative zu EPA und DHA aus Fisch-Öl für den Einsatz in Nahrungsergänzungsmitteln, Lebensmitteln, Tierfutter und in Fischzuchtbetrieben. Da Krill-Öl EPA und DHA enthält, ist es sehr wahrscheinlich, dass es dieselben Gesundheitsnutzen aufweist wie Fisch-Öl. Es gibt jedoch einen weiteren Aspekt in diesem Vergleich: In Fisch-Öl sind EPA und DHA hauptsächlich an Triglyceride gebunden, während diese Fettsäuren bei Krill-Öl hauptsächlich an Phospholipide gebunden sind. Dieser Unterschied in der chemischen Struktur kann von großer Bedeutung sein, denn einige Studien haben gezeigt, dass EPA und DHA aus Krill-Öl effektiver in Zellen und Gewebe eingebunden werden können als EPA und DHA aus Fisch-Öl. Dies könnte bedeuten, dass Krill-Öl zwar dieselbe Wirkung hat wie Fisch-Öl, aber bei einer geringeren Einnahmemenge von EPA und DHA. Es ist selbstverständlich, dass ein Phänomen mit solcher Bedeutung weiterer Erforschung bedarf.

In diesem Buch gibt Lena Burri einen Überblick über den aktuellsten Stand der Forschung zu Krill-Öl. Sie beschreibt Krill und die Zusammensetzung von Krill-Öl, bevor sie dann eine Rationale liefert warum die Komponenten von Krill-Öl – und nicht nur EPA und DHA, sondern auch die Cholinkomponente der Phospholipide und ein rotes Antioxidans namens Astaxanthin – wichtige Funktionen für die Gesundheit haben. Sie zeigt weiterhin, in wie vielen Gebieten über die gesamte Lebensspanne des Menschen hinweg Krill-Öl eine wichtige Rolle spielen könnte. Dabei gibt sie Einblick in die generische Forschung zu marinen Omega-3-Fettsäuren, aber auch in Studien speziell zu Krill-Öl. Schließlich wird noch das therapeutische Potenzial von Krill-Öl in einer ganzen Reihe von Erkrankungen und Beschwerden untersucht, wiederum sowohl mit Studien zu allgemeinen marinen Omega-3-Fettsäuren, aber auch zu Krill-Öl insbesondere. Insgesamt gibt das Buch eine sehr gute Einführung in das Thema Krill und Krill-Öl.

In den kommenden Jahren werden wir vermutlich noch weitere Kenntnisse über die funktionellen Eigenschaften, Wirkmechanismen und therapeutischen Nutzen dieses bemerkenswerten Stoffs erlangen, auch das wird in dem vorliegenden Buch deutlich.

Philip C. Calder PhD, DPhil, RNutr, FSB, FAfN
Professor für Ernährungsimmunologie
Medizinische Fakultät, Universität von Southampton
Southampton, Vereinigtes Königreich

Inhalt

Einführung

Für ein glückliches und erfülltes Leben ist Gesundheit das Wichtigste – je älter wir werden, desto deutlicher wird das. Ob wir lange gesund bleiben, wird stark durch unsere Lebensweise und unsere Ernährung beeinflusst. Was wir heute wissen: Scheinbar unzusammenhängende Symptome wie nachlassende kognitive Fähigkeiten, Gedächtnisprobleme und Herzerkrankungen haben eine Gemeinsamkeit: ein Defizit von Eicosapentaensäure (EPA) und Docosahexaensäure (DHA). Diese beiden Omega-3-Fettsäuren sind unverzichtbar für die Entwicklung und Erhaltung gesunder Zellen.

Mit einer ausreichenden Versorgung von Omega-3-Fettsäuren können wir unsere Gesundheit erhalten, unseren Körper bei Krankheiten unterstützen und sogar den Verlauf ernsthafter Erkrankungen beeinflussen. Dieser Zusammenhang wurde in mehr als 15.000 wissenschaftlichen Veröffentlichungen aufgezeigt. Die Forschungsergebnisse weisen darauf hin, dass Omega-3-Fettsäuren in der Prävention und Behandlung von Herz-Kreislauf-Erkrankungen, von Bluthochdruck, Diabetes, Arthritis und anderen entzündlichen Erkrankungen sowie Autoimmunerkrankungen eine wichtige Rolle spielen. Es überrascht daher kaum, dass Omega-3-Fettsäuren in den vergangenen 30 Jahren eine überaus große Popularität erlangt haben.

Omega-3-Fettsäuren sind für den menschlichen Körper essenziell. Krill-Öl hat einen hohen Gehalt an Omega-3-Fettsäuren.

Eine neuere Quelle von Omega-3-Fettsäuren ist Krill-Öl aus *Euphausia superba*, einer antarktischen Krill-Art. Krill ist ein Krustentier: Mit großen schwarzen Augen und einer rötlichen, semi-transparenten Schale ähnelt er der Garnele. Krill lebt in riesigen Schwärmen in den eiskalten Gewässern des Südpolarmeeres. Da sich Krill von Phytoplankton ernährt, also von marinen Pflanzenteilen, die Omega-3-Fettsäuren produzieren können, sammeln sich diese Fettsäuren im Körper und in den Eiern des Krills an.

Diese Omega-3-Fettsäuren wiederum können aus dem Krill in Form von Krill-Öl gewonnen werden. Darüber hinaus können Algen das überaus wirksame Antioxidans Astaxanthin synthetisieren: Dieses Karotinoid wird ebenfalls vom Krill aufgenommen. Es schützt die Omega-3-Fettsäuren vor Oxidation und gibt dem Krill-Öl seine charakteristische tiefrote Farbe. Da im Südpolarmeer so gut wie keine Schadstoffe vorhanden sind, ist Krill-Öl praktisch frei von Umweltgiften.

Phospholipide sind ähnliche Fette wie Triglyceride. Der Unterschied: Ihre Phosphatgruppe ersetzt eine der Fettsäuren.

Am Wichtigsten aber ist: In Krill-Öl ist der Großteil der Omega-3-Fettsäuren EPA und DHA an eine bestimmte Art von Fetten gebunden, nämlich an Phospholipide. In anderen marinen Ölen hingegen sind diese Omega-3-Fettsäuren an andere Formen von Fetten gebunden, zumeist an Triglyceride oder Ethylester. Diese Unterschiede beeinflussen, wie diese Fette in unserem Gewebe aufgenommen und vom Körper verwertet werden können.

Triglyceride erfüllen im Körper andere Funktionen als Phospholipide. Wenn Omega-3-Fettsäuren in Form von Triglyceriden vorliegen, wird ein Teil der wertvollen Omega-3-Fettsäuren als Energie verbrannt oder als Fett eingelagert. Damit tatsächlich eine ausreichende Menge an Omega-3-Fettsäuren in den Zellen zur Verfügung steht, müssen diese Triglycerid-Omega-3-Öle entsprechend höher dosiert werden. Im Gegensatz zu Triglyceriden sind Phospholipide elementare Bestandteile aller Zellmembranen.

Aktuelle Studien haben gezeigt, dass Omega-3-Fettsäuren in Form von Phospholipiden eine günstigere Form von Omega-3-Fettsäuren sind. Im Vergleich zu Omega-3-Fettsäuren in Form von Triglyceriden werden davon deutlich geringere Mengen benötigt, um eine entsprechende Anreicherung in Zellen und Organen zu erreichen. Dazu kommt, dass die Omega-3-Fettsäuren in Form von Phospholipiden, anders als andere Fette, wasserlöslich sind. So kann sich Krill-Öl im Magen mit den Verdauungssäften vermischen. Der unangenehme „fischige" Nachgeschmack, den herkömmliche Fisch-Öl-Kapseln oft verursachen, tritt kaum oder gar nicht auf.

Dieses Buch gibt einen Überblick über die zahlreichen Vorzüge von Omega-3-Fettsäuren in Form von Phospholipiden aus Krill – und über ihren Einfluss auf die Gesundheit.

Inhaltsstoffe von Krill-Öl	Eigenschaften und Wirkungen
Omega-3-Fettsäuren	• Omega-3-Fettsäuren sind an Phospholipide gebunden • anerkannter Nutzen für die Gesundheit
Phospholipide	• sichere, wirksame und stabile marine Phospholipide • beste Form von EPA und DHA • Phospholipide sind die Bausteine der Zellmembranen • kein Nachgeschmack oder Aufstoßen
Antioxidans	• Astaxanthin • natürlich, keine Zusätze • schützt Omega-3-Fettsäuren vor freien Radikalen
Allgemein	• Phospholipide sind besser bioverfügbar als Triglyceride • reich an Antioxidantien • gut für das Herz, die Gelenke und das Gehirn • nachhaltig, sicher und rein

Im Gegensatz zu Fisch-Öl ist Krill-Öl aufgrund der Phospholipide wasserlöslich und schont so den Magen.

Die Zusammensetzung von Krill-Öl

Was ist Krill?

Euphausia superba, der Antarktische Krill

Krill und das daraus gewonnene Öl haben einzigartige Eigenschaften – dank des Ökosystems in dem der Krill lebt, aufgrund seiner Nahrung und durch schonende Fangmethoden.

Euphausia superba ist eine Krill-Art, die im Südpolarmeer lebt. Aus dieser Art wird das Krill-Öl extrahiert, das die wichtigen Omega-3-Fettsäuren liefert.

Krill – das sind kleine Krustentiere, die in allen Ozeanen der Welt vorkommen, hauptsächlich aber im Nord- und Südpolarmeer. Sie gehören zur selben Familie wie Garnelen, Hummer und Krabben. Uns sind mehr als 80 Krill-Arten bekannt. Unter diesen ist der Antarktische Krill *Euphausia superba* die Art, die gefischt werden kann, denn sie lebt in großen Schwärmen im offenen Meer. Diese Schwärme können eine Ausdehnung von sechs Kilometern Länge haben – bei einer Dichte von bis zu einer Million Individuen pro Kubikmeter (3). Im Gegensatz zu Fisch, der oft mit Umweltgiften belastet ist, steht der Antarktische Krill am Anfang der Nahrungskette und lebt in den saubersten Gewässern der Erde.

E. superba ist mit einer Körperlänge von maximal sechs Zentimetern der größte Krill. Er lebt bis zu sechs Jahre lang. Auf den ersten Blick sieht Krill der Garnele ähnlich – beide haben eine harte, schützende Schale. Aber anders als Garnelen hat Krill außenliegende Kiemen und äußerst aktive Verdauungsenzyme (4).

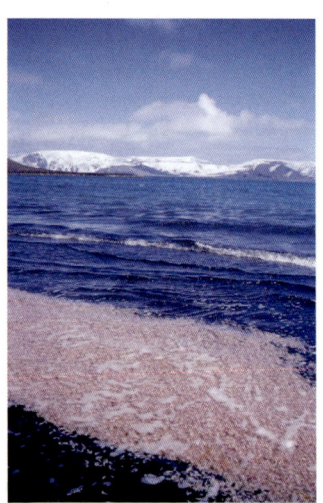

Frisch gefangener Euphausia superba *Krill*

Während der Wachstumsphase häutet sich der Krill immer wieder – er wirft die alte Schale ab und wächst, solange die neue Schale noch weich ist. Krill hat zwei Fühler und schwarze Facettenaugen, die aus mehreren Tausend Lichtrezeptoren bestehen.

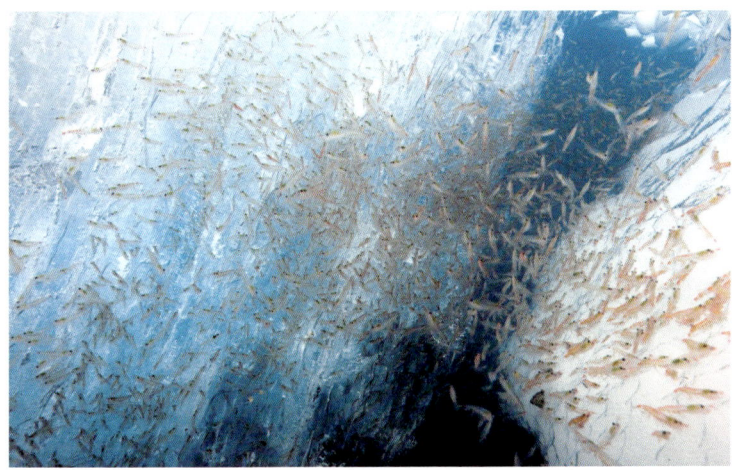

Krill-Schwärme sind so dicht, dass sie vom Weltall aus zu sehen sind.

Ein Schwarm Euphausia superba *Krill*

Der *E. superba* Krill berührt niemals den Meeresgrund, wie beispielsweise Krabben oder Hummer; er bewegt sich ständig im Wasser auf und ab. Während der Nacht findet der Krill Algen im flacheren Gewässer, tagsüber verbirgt er sich im tiefen Wasser vor Feinden. Krill ernährt sich, indem er Wasser durch spezielle Filterstrukturen strömen lässt und daraus das Phytoplankton filtert. Das Filtern erfolgt über die sechs Vorderbeine mit ihren festen Haaren an der Innenseite. Über diese sammelt Krill die mikroskopisch kleinen Algen ein und transportiert sie zum Mund.

Krill ernährt sich von Phytoplankton, das sehr viele Nährstoffe enthält und entscheidend zum Nährstoffgehalt des Krill-Öls beiträgt. Das Wort „Phytoplankton" entstammt dem griechischen Wort „Phyton" für Pflanze. „Planktos" bedeutet „umhertreibend". Dieser Begriff beschreibt kleine, passiv treibende Meerespflanzen. Diese sind eine wichtige Nahrungsquelle für viele größere Meerestiere, denn sie enthalten Omega-3-Fettsäuren, Antioxidantien, Proteine, Vitamine, Mineralstoffe und Spurenelemente.

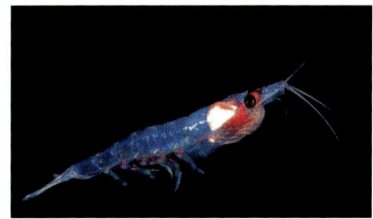

Euphausia superba *Krill*

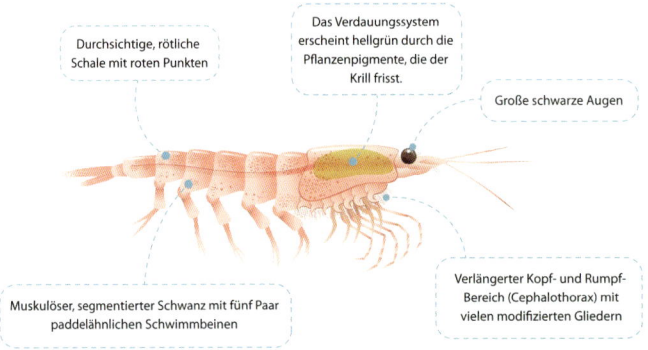

Durchsichtige, rötliche Schale mit roten Punkten

Das Verdauungssystem erscheint hellgrün durch die Pflanzenpigmente, die der Krill frisst.

Große schwarze Augen

Muskulöser, segmentierter Schwanz mit fünf Paar paddelähnlichen Schwimmbeinen

Verlängerter Kopf- und Rumpf-Bereich (Cephalothorax) mit vielen modifizierten Gliedern

Euphausia suberba *Krill*

Krill kann nicht nur wachsen, sondern auch schrumpfen. Wenn Nahrung knapp wird, wirft er seine Schale ab und verkleinert sich.

Krill kann keine großen Fettdepots bilden. Er überlebt im Winter durch die Algen, die unter dem Packeis wachsen. Das Leben unter dem Eis schützt den Krill auch davor, gefressen oder gefischt zu werden. So bleibt der Krillpopulation im Winter immer ausreichend Zeit, sich vom Sommer zu erholen – wo eine große Masse von Krill gefressen wird. Wenn Krill seinen Stoffwechsel herunterfährt, kann er zudem etwa 200 Tage ohne jede Nahrung überleben.

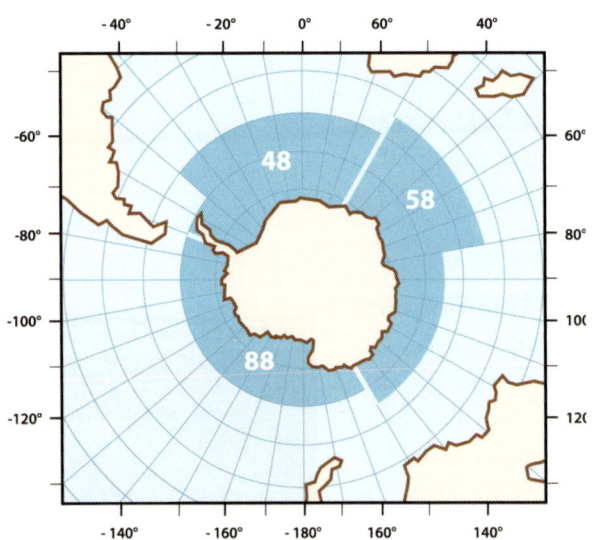

Fanggebiet 48: Hier darf Euphausia superba *Krill gefischt werden.*

Wo wird Krill gefischt?

E. superba Krill lebt überall rund um die Antarktis, darf aber ausschließlich im Fanggebiet 48 gefangen werden. Von besonderer Bedeutung ist dabei das Weddell-Meer. Wann in diesem für die Krillfischerei sehr wichtigen Gebiet gefischt werden kann, hängt immer vom Packeis ab.

Wie viel Krill gibt es überhaupt?

E. superba Krill ist der am häufigsten vorkommende Krill, er bildet eine der größten Biomassen der Erde. Seine Masse wurde auf 125 bis 725 Millionen Tonnen geschätzt. Zum Vergleich: Die Biomasse der gesamten Menschheit beträgt etwa 250 Millionen Tonnen. Im Fanggebiet 48 (Antarktischer Atlantik von der Südhalbinsel bis South Georgia) wird die Biomasse auf über 60,3 Millionen Tonnen geschätzt. In diesem Gebiet hat das norwegische Unternehmen Aker BioMarine zusammen mit anderen Unternehmen die Lizenz zum Krillfang. Aker BioMarine ist das größte Krillfischerei-Unternehmen weltweit.

Der Antarktische Krill ist eine der wichtigsten Arten im Ökosystem Antarktis. Er stellt eine wichtige Nahrungsquelle für Wale, Robben, Tintenfische, Pinguine, Albatrosse und viele andere Vogelarten dar. Krabbenfresser zählen zu den häufigsten Robbenarten der Welt; 98 Prozent ihrer Nahrung besteht aus *E. superba* Krill. Diese Robben fressen über 63 Millionen Tonnen pro Jahr (6). Leopardrobben haben ein ähnliches Ernährungsverhalten entwickelt: Krill macht etwa 45 Prozent ihrer Nahrung aus. Alle Robben zusammen fressen 63–130 Millionen Tonnen pro Jahr, alle Wale zusammen 34–43 Millionen Tonnen, Vögel etwa 15–20 Millionen Tonnen, Tintenfische 30–100 Millionen Tonnen und Fische 10–20 Millionen Tonnen. Insgesamt werden also jährlich 152 bis 313 Millionen Tonnen Krill gefressen (6).

Wie viel Krill wird pro Jahr gefischt?

Die momentane Fangmenge des Krills in der Fischerei beträgt nur etwa 200.000 Tonnen pro Jahr. Dies sind lediglich 0,06 Prozent bis 0,13 Prozent der Menge, die jedes Jahr von allen Tieren

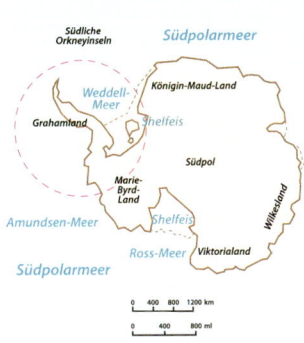

Fanggebiet für Euphausia superba Krill (Antarktischer Atlantik von der Südhalbinsel bis South Georgia)

Die geschätzte Gesamtmasse des Krills ist weit größer als das Gewicht aller Menschen zusammen.

Kleinere Räuber irritiert die Größe der dichten Krill-Schwärme. Das verleiht dem Krill einen gewissen Schutz. Bei Bedrohung kann sich der Krill spontan häuten. Die leere Schale verwirrt Angreifer.

17

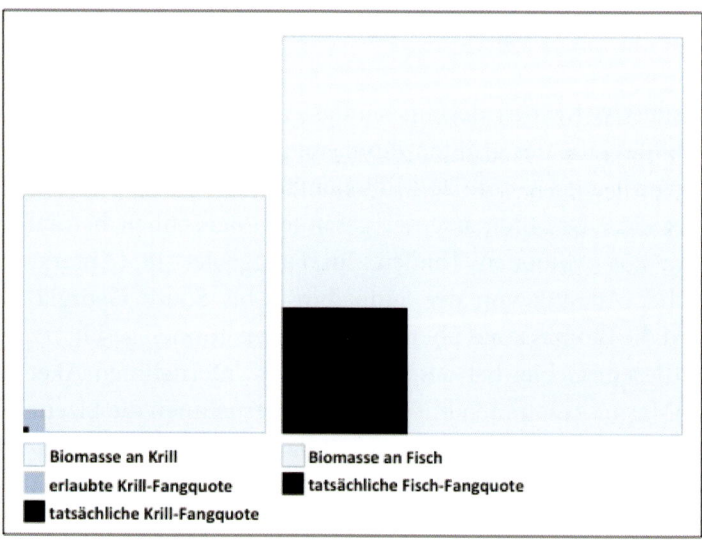

Biomasse an Krill
erlaubte Krill-Fangquote
tatsächliche Krill-Fangquote

Biomasse an Fisch
tatsächliche Fisch-Fangquote

Vergleich der gefischten Biomasse von Fisch und E. superba *Krill*

Die jährliche nachhaltige Fangquote liegt derzeit bei 9 Prozent der geschätzten Biomasse in Fanggebiet 48, wo Krill-Fischerei erlaubt ist. Vorsichtshalber wurde jedoch eine viel niedrigere Quote von 1 Prozent der gesamten geschätzten Biomasse in diesem Gebiet festgelegt. Momentan liegt die tatsächliche Fangquote im Südpolarmeer bei weniger als 0,3 Prozent der Biomasse.

gefressen wird. Der Anteil, der jährlich von der Krillpopulation abgefischt wird, ist deutlich niedriger als der der Fischpopulation. Zudem hat Krill eine enorm hohe Reproduktionsrate, die die Population erhält. Ein weibliches Exemplar von *E. superba* Krill legt gleichzeitig zwischen 6000 und 10.000 Eier. Diese sinken dann für etwa zehn Tage auf 2000–3000 Meter in die Tiefen des Ozeans, wo die Krill-Larve schlüpft und wächst, bevor sie an die Wasseroberfläche schwimmt. All diese Daten werden jährlich streng überprüft. Laut WWF (World Wide Fund for Nature) Norwegen ist die *E. superba* Krillfischerei die am wenigsten ausgeschöpfte Fischerei weltweit.

Wie wird Krill gefangen?

Zum einen ist es schwierig, Krill in den riesigen Gebieten des Antarktischen Ozeans zu finden und zu fangen. Die nächste Herausforderung besteht darin, ihn an Bord des Schiffes zu bringen und zu verarbeiten. Die gängige Methode ist die Netzfischerei, doch diese bringt zwei große Probleme mit sich:

1. Auf dem Weg an die Oberfläche werden viele kleinere Krill-Exemplare im Netz erdrückt. Dann beginnen die Verdauungsenzyme des Krills sofort, den Körper zu zersetzen. Dies mindert die Qualität der Krill-Produkte.

2. Auf dem Weg an die Oberfläche zieht die große Masse des gefangenen Krills viele Krillfresser wie Seevögel, Robben und Pinguine an. Diese Tiere verenden, wenn sie ins Netz geraten.

Dieser Beifang war für das norwegische Fischereiunternehmen Aker BioMarine inakzeptabel. Dies führte zur Entwicklung einer neuen Fischereitechnologie: Eco-Harvesting™. Mit dieser speziellen Technik werden keine anderen Tiere mitgefangen, gleichzeitig wird der Krill lebend an Bord des Schiffes gebracht.

Eco-Harvesting™, die Fangmethode von Aker BioMarine

Ein entscheidendes Merkmal der Aker-eigenen Fangmethode Eco-Harvesting™ ist, dass das Schiff während der gesamten Fangsaison in der Antarktis bleibt. Ein Trawler kommt alle drei Monate, um die Crew auszutauschen, das Schiff zu betanken und den gefischten Krill abzuholen. Eine weitere Besonderheit von Eco-Harvesting™ ist die Methode: Das eigens entwickelte

Die Eco-Harvesting™ Fangmethode von Aker: umweltfreundlicher Krillfang ohne unerwünschten Beifang von beispielsweise Fischen und Robben.

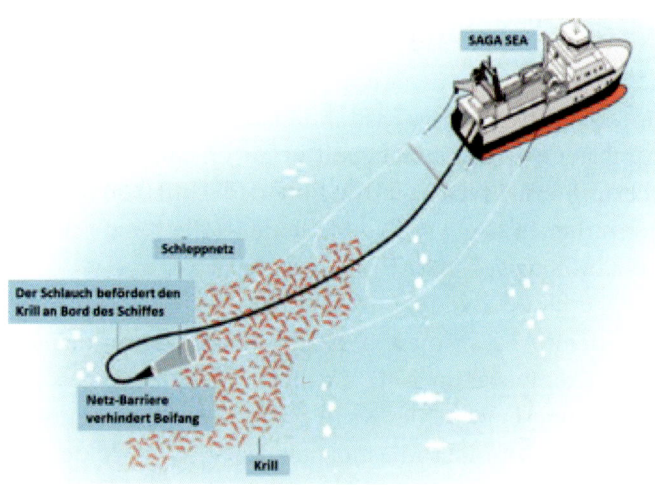

E. superba *Krill wird mit der Fangmethode Eco-Harvesting™ gefischt*

Netz bleibt während der gesamten Zeit unter Wasser, es ist über einen Schlauch mit dem Schiff verbunden. Das vordere Ende des Netzes im Wasser ist mit einem weiteren Netz verschlossen. Nur Krill kann diese Barriere passieren, es werden keine Fische mitgefangen. Am Ende des Netzes wird der Krill sofort zusammen mit Frischwasser an Bord des Schiffes gepumpt. Dies ermöglicht, absolut frisches Rohmaterial mit bester Produktqualität zu verarbeiten. Durch diese Methode wird ein enzymatischer Abbau verhindert und alle wichtigen Nährstoffe bleiben im Endprodukt erhalten. Unabhängige Gutachter haben bestätigt: Bei dieser Fangmethode ist sichergestellt, dass ausschließlich *E. superba* gefangen wird.

Wie wird Superba™ Krill-Öl hergestellt?

Um sicherzustellen, dass alle Nährstoffe erhalten bleiben, ist es wichtig, dass der Krill lebend an Bord des Schiffes gebracht und sofort verarbeitet wird. Krill besteht zu 85 Prozent aus Wasser, das zunächst entfernt werden muss. Dazu wird der Krill gemahlen und dann tiefgefroren zu den Produktionsstätten an Land gebracht. Das Öl wird aus dem gefrorenen Krill-Mehl durch Alkohol extrahiert. Nach der Extraktion wird der Alkohol komplett entfernt und das Öl wird in mehreren Schritten gereinigt. Zur Produktion von Superba Krill-Öl werden keine anderen chemischen oder organischen Lösemittel eingesetzt.

Ressourceneffizienz: die ökologischen Vorzüge der Superba™ Krill-Öl-Produktion

Geht man in der ökologischen Pyramide von einer Stufe zur nächsten, gehen zwischen 80 und 90 Prozent der Energie „verloren". Je niedriger eine Ressource im Ökosystem steht, desto effizienter kann sie genutzt werden. In der ökologischen Wertschöpfung steht Krill sehr weit unten, entsprechend effizient ist die Nutzung von Krill als Quelle für Nahrung und Nährstoffen. Aker BioMarine legt größten Wert auf umfassende ökologische Nachhaltigkeit, weit über gängige Ansätze hinaus. So hat das

Mit verschiedenen Studien zu Krill, den Fressfeinden und dem gesamten Ökosystem übernimmt Aker BioMarine Verantwortung für die Umwelt. Außerdem stellt Aker das unternehmenseigene Fischereischiff jährlich für eine Woche für Forschungsarbeiten zur Verfügung. Das Unternehmen arbeitet eng mit dem Norwegischen Institut für Meeresforschung, mit der „British Antarctic Survey" und mit „Marine Resources and Fishery Consultants" zusammen.

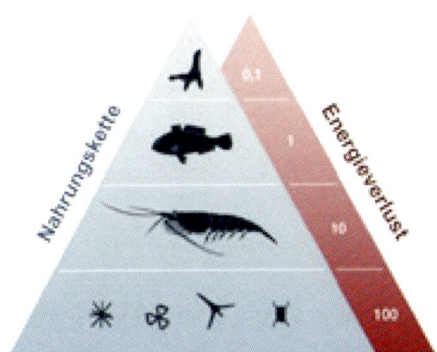

Krill-Öl ist eine zehnmal effizientere Quelle mariner Omega-3-Fettsäuren als Fisch-Öl.

Unternehmen mit der Dalhousie Universität in Halifax (Nova Scotia) zusammengearbeitet, um den ökologischen Fußabdruck und die weitergehenden ökologischen Auswirkungen von Krill-Produkten zu quantifizieren. Die Analysen weisen darauf hin, dass die Produktion von Krill-Mehl und -Öl im Vergleich zu anderen Quellen nur einen relativ kleinen Teil des marinen Ökosystems betrifft. Wird Krill von Fisch gefressen, werden 90 Prozent der Omega-3-Fettsäuren als Energie verbrannt und nur 10 Prozent werden im Fisch als Omega-3-Fettsäuren eingelagert. Das heißt, dass für dieselbe Menge an Omega-3-Fettsäuren zehnmal mehr Fisch (nach Gewicht) als Krill gefangen werden muss.

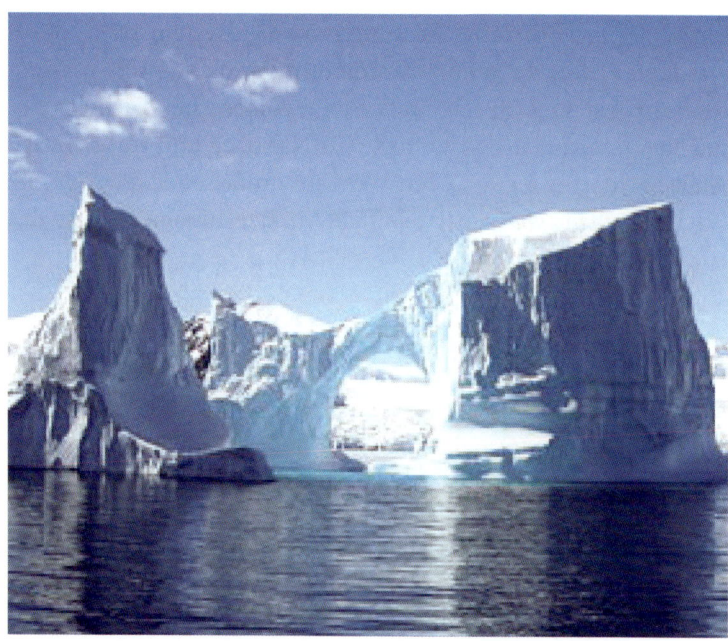

Superba Krill lebt in einem der reinsten Gewässer der Welt, im Antarktischen Ozean.

Bestandteile und Reinheit von Superba™ Krill-Öl

Superba™ Krill-Öl ist eine einzigartige Kombination aus:

- Omega-3-Fettsäuren (EPA und DHA): eine besondere Klasse von Fettsäuren, welche die Bausteine von Fett sind
- Phospholipide: Lipide, die aus einer Phosphat- und einer Glyzeringruppe sowie aus zwei Fettsäuren bestehen
- Cholin: ein essenzieller Nährstoff
- Astaxanthin: ein Karotinoid mit antioxidativen Eigenschaften

In Superba™ Krill-Öl sind die meisten Omega-3-Fettsäuren an Phospholipide gebunden, die auch das Molekül Cholin enthalten können. Das Antioxidans Astaxanthin schützt die Omega-3-Fettsäuren. *E. superba* Krill lebt im Südpolarmeer, das zu den saubersten Gewässern der Erde zählt und kaum Schadstoffe enthält. Da *E. superba* Krill am Anfang der Nahrungskette steht, sammeln sich in ihm keine Toxine an, wie in anderen Tieren, die sich von Krill ernähren. Superba™ Krill-Öl zeichnet sich daher durch eine außergewöhnliche Reinheit aus.

Krill-Öl: Was macht es so besonders?

Krill-Öl als nachhaltige Quelle von Omega-3-Fettsäuren unterscheidet sich in zwei wesentlichen Merkmalen von anderen Omega-3-Quellen:

1. Seine Omega-3-Fettsäuren liegen in Form von Phospholipiden vor
2. Es enthält Astaxanthin

Omega-3-Fettsäuren in Form von Phospholipiden

Der Großteil der Omega-3-Fettsäuren ist entweder an Phospholipide oder an Triglyceride gebunden. Während Triglyceride aus drei Fettsäuren bestehen, die an ein Glyzeringerüst gebunden sind, haben Phospholipide nur zwei Fettsäuren. Diese sind an eine Phosphorgruppe gebunden, welche wiederum an eine Kopfgruppe gebunden ist. Diese Kopfgruppe kann aus Cholin, Ethanolamin, Glyzerin, Inosit oder Serin bestehen.

Triglyceride sind extrem hydrophob, sie vermischen sich nicht mit Wasser. Stattdessen bilden sie in Wasser große Fetttropfen. Phospholipide sind bipolar, denn sie enthalten eine hydrophile Kopfgruppe an einem Ende und eine hydrophobe Kette am anderen. Aufgrund dieser dualen Struktur können sich Phospholipide mit Wasser vermischen. In Wasser können Phospholipide verschiedene Strukturen wie Mizellen oder Liposomen bilden. Mizellen und Liposomen können genutzt werden, um fettlösliche Inhaltsstoffe in Wasser zu dispergieren. Deshalb werden

TRIGLYCERID	PHOSPHOLIPID

⊠ Cholin, Ethanolamin, Glyzerin, Inosit oder Serin
▨ Phosphat
Glyzerin

$$O=P-O^-$$ (mit X darüber, O oben und O unten)

$$CH_2 - CH_2 - CH_2$$ (Triglycerid) mit drei O

$$CH_2 - CH_2 - CH_2$$ (Phospholipid) mit zwei O

FETTSÄURE	FETTSÄURE	FETTSÄURE	FETTSÄURE	FETTSÄURE

Triglycerid- und Phospholipid-Strukturen

Phospholipide häufig als Emulgatoren eingesetzt, um Wasser mit Fett und fettlöslichen Inhaltsstoffen zu mischen. Phospholipide sind außerdem Bausteine von Zellmembranen, also von jeder einzelnen menschlichen Körperzelle. Indem sie eine doppelte von Proteinen durchsetzte Schicht bilden, halten sie den Zellinhalt innerhalb und Fremdelemente außerhalb der Zelle.

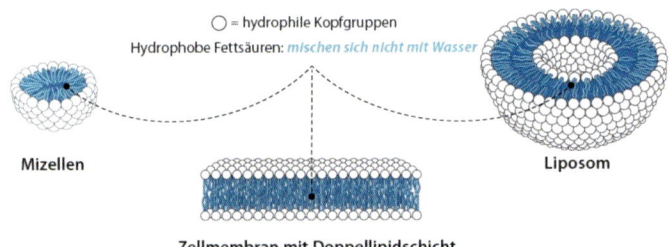

○ = hydrophile Kopfgruppen
Hydrophobe Fettsäuren: *mischen sich nicht mit Wasser*

Mizellen

Liposom

Zellmembran mit Doppellipidschicht

Von Phospholipiden gebildete Strukturen

Sie fungieren sozusagen als „Wächter" und sind unentbehrlich für die Funktion aller Zellmembranen.

In Krill-Öl liegt der Großteil von EPA und DHA in Form von Phosphatidylcholin vor (4,7). Der Anteil von Phospholipiden in dem aus Krill gewonnenen Öl liegt normalerweise bei 40 bis 45 Prozent. Die Zusammensetzung der Fettsäuren der Phospholipide in Krill-Öl wurde in zwei aktuellen Studien beschrieben (8,9). Beide Studien zeigen, dass die Phospholipide in Krill-Öl eine sehr komplexe Zusammensetzung aufweisen. Die Studie von Winther et al. identifizierte 69 verschiedene Phospholipidmoleküle, die Cholin enthalten (9). Von diesen enthielten 58 Prozent Omega-3-Fettsäuren an einer Position, während 10 Prozent Omega-3-Fettsäuren an beiden Positionen enthielten.

Die am häufigsten vorkommenden Omega-3-Fettsäuren waren EPA und DHA, in kleineren Mengen kommen aber auch Stearidonsäure und Docosapentaensäure vor.

Bei den meisten Ölen ist ein Großteil der Omega-3-Fettsäuren an Triglyceride gebunden. Bei Krill-Öl liegen die Omega-3-Fettsäuren in Form von Phospholipiden vor und können offenbar besonders effektiv ins Gewebe aufgenommen werden.

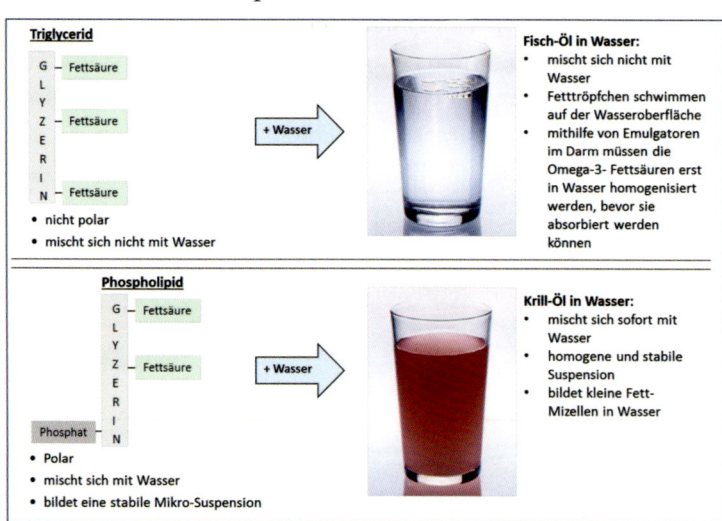

Krill-Öl bildet in Wasser eine Suspension, während Fisch-Öl an der Oberfläche bleibt

Krill Omega-3-Fettsäuren: kein fischiger Nachgeschmack

Omega-3-Fettsäuren in Form von Triglyceriden mischen sich nicht mit dem Mageninhalt und bleiben an der Oberfläche. Als Folge entsteht häufig ein fischiger Nachgeschmack, es kommt zu unangenehm schmeckendem Aufstoßen. Krill-Öl hingegen vermischt sich sofort mit dem Magensaft. So reduziert sich die Wahrscheinlichkeit, dass es zu diesen unangenehmen Begleiterscheinungen kommt. Dies ist ein entscheidender Vorteil von Krill-Öl gegenüber herkömmlichem Fisch-Öl.

Besserer Geschmack: Omega-3-Phospholipide im Vergleich zu Omega-3-Triglyceriden

Im Jahr 2012 führte die Discovery Research Group in Zusammenarbeit mit Aker BioMarine in den USA eine Verbraucherstudie durch. Thema: der Geschmack von Omega-3-Nahrungs-

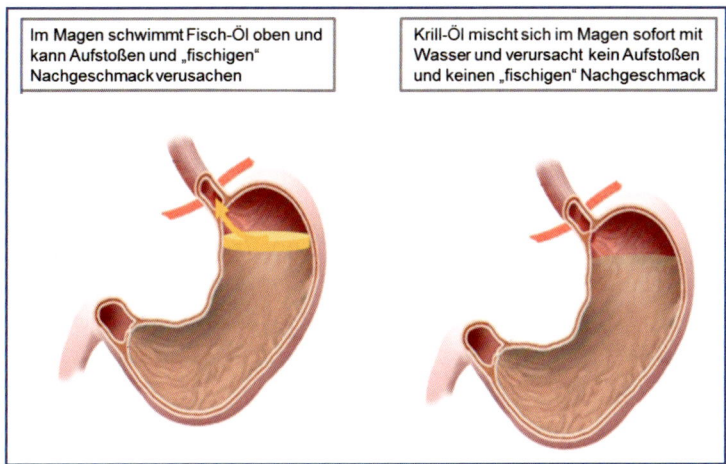

Fisch-Öl und Krill-Öl im Magen

ergänzungsmitteln. Teilnehmer waren etwa 705 Verbraucher, die ein grundsätzliches Interesse an Gesundheits- und Wellnessthemen haben und selbst Multivitamine oder andere Supplemente einnehmen. Von den befragten Teilnehmern nahmen 37 Prozent bereits ein Omega-3-Produkt oder planten dies, wollten aber lieber etwas anderes als Fisch-Öl einnehmen. Der Grund, warum sie von Fisch-Öl Abstand nahmen, war laut der Interviews der schlechte Geschmack, fischiges Aufstoßen und fischiger Geruch sowie die Größe der Kapseln. „Wir sind große Anhänger von Fisch-Öl, doch diese Studie belegt, was wir immer wieder von unseren Kunden und von Verbrauchern gehört haben", so Eric Anderson, VP Sales und Marketing bei Aker BioMarine Antarctic US. „Verbraucher haben den klaren Wunsch, mit Omega-3-Produkten mehr essenzielle Fettsäuren zu sich zu nehmen. Für alle, für die Fisch-Öl nicht in Frage kommt, kann Krill-Öl eine exzellente Alternative sein."

Wer mehr Omega-3-Fettsäuren zu sich nehmen möchte, aber mit Fisch-Öl Probleme hat, findet in Krill-Öl eine gute Alternative.

Verdauung und Absorption von Phospholipiden und Triglyceriden

Die Kettenlänge der Fettsäuren und die Anzahl der Doppelbindungen beeinflussen, wie effizient diese Fette im Verdauungstrakt aufgenommen werden. Die chemische Struktur von Triglyceriden und Phospholipiden bestimmt, in welche Bestandteile sie von Enzymen zerlegt werden, bevor sie vom Körper aufgenommen werden. Die Verdauung von Triglyceriden beginnt im Magen, wo sie von unterschiedlichen Enzymen hydrolysiert werden (10). Phospholipide reagieren jedoch nicht mit den normalen Enzymen für die Fettverdauung. Die meisten Phospholipide werden im Dünndarm mit Hilfe weiterer Enzyme durch das Pankreas-Enzym Phospholipase A2 hydrolysiert (11,12).

Sobald diese Bestandteile in die Schleimhautzellen absorbiert wurden, werden die Komponenten wieder zu Phospholipiden und Triglyceriden zusammengesetzt. Das heißt: Ganz gleich, welche Form von Fettsäuren wir zu uns nehmen, ob als Triglyceride oder als Phospholipide, sie erreichen unseren Körper in genau dieser Form. Triglycerid bleibt Triglycerid, und Phospholipid bleibt Phospholipid. Dies bestimmt, wohin sie über die Blutbahn transportiert und wie sie verstoffwechselt werden.

Transport von Triglyceriden und Phospholipiden

Um über das Blut transportiert zu werden, müssen die Omega-3-Triglyceride und Phospholipide in Lipoproteinen „verpackt" werden. Diese sind Transportmittel unseres Körpers, mit denen Fett und fettlösliche Stoffe wie Cholesterin und Vitamin E vom Verdauungstrakt ins Körpergewebe gelangen.

Triglyceride verhalten sich wie Fett und mischen sich nicht mit Wasser. Sie müssen als Lipide zusammen mit Cholesterin und Apolipoproteinen in das Innere von Lipoproteinen (auch Chylomikronen genannt) gepackt werden. Phospholipide hingegen sind hauptsächlich als Teil der Membran in Chylomikronen eingebunden. Diese Chylomikronen werden dann in den Blutkreislauf abgegeben und durch den gesamten Körper transportiert. So werden Fettsäuren in Form von Triglyceriden und Phospholipiden unterschiedlich verstoffwechselt.

Unsere Körperzellen können die Chylomikronen absorbieren und sie dann für den Stoffwechsel nutzen. Der innere fetthaltige Teil der Chylomikronen, wo sich die Triglyceride befinden, wird in einem höheren Maß als Energie genutzt und sofort verbrannt, oder in Fettzellen eingebunden und dort eingelagert. Die Mem-

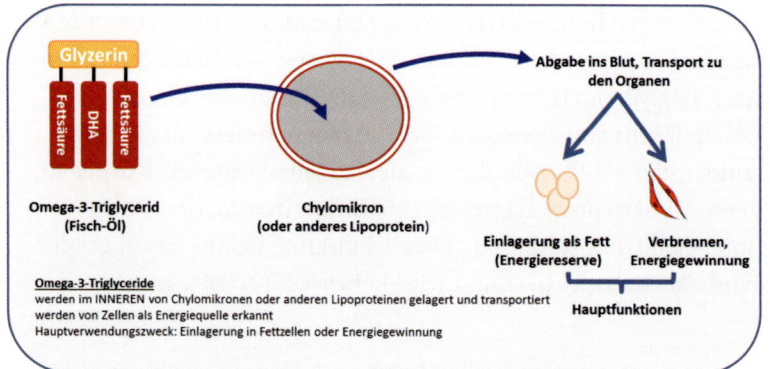

Transport von Triglyceriden im Inneren von Lipoproteinen

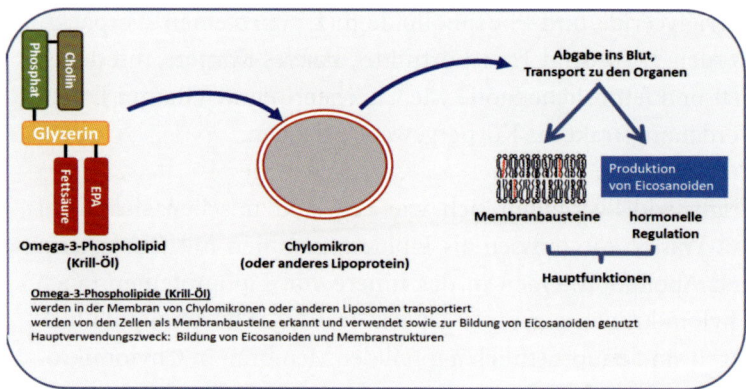

Transport von Phospholipiden in der Membran von Lipoproteinen

bran der Lipoproteine, in welche die Omega-3-Phospholipide eingebunden sind, kann von den Zellen genutzt werden, um Membranen oder andere Zellstrukturen zu bilden. Oder die Omega-3-Phospholipide werden zu Omega-3-Signalmolekülen umgewandelt, und Phosphat und Cholin werden für den Zellstoffwechsel genutzt.

Da Phospholipide eine höhere Wasserlöslichkeit haben, gelangen sie leichter in Zellen und können sich in ihrer Wasserphase leichter bewegen. Deshalb sind Omega-3-Phospholipide besser bioverfügbar als Omega-3-Fettsäuren in Form von Triglyceriden, die zum Großteil eingelagert und als Energie verbrannt werden. Omega-3-Phospholipide sind viel zu wertvoll, um sie nur als Energie zu nutzen – sie sind eine hervorragende Form von Omega-3-Fettsäuren für jegliches Körpergewebe.

Omega-3-Phospholipide: höhere Bioverfügbarkeit für Gewebszellen

Die Tatsache, dass die Form der Omega-3-Fettsäuren bestimmt, wo sie jeweils eingebunden werden (z.B. in die innere oder äußere Schicht der Chylomikronen), könnte auch die Verteilung der Fettsäuren in die unterschiedlichen Gewebe beeinflussen.

Viele Studien haben gezeigt, dass sich Omega-3-Fettsäuren in Form von Phospholipiden im Vergleich zu Triglyceriden verstärkt im Gewebe ansammeln:

- im Herzen (13)
- in den Augen (Retina) (14)
- in der Lymphe (15–18)
- im Gehirn (14,19)
- in Leber und Nieren (13,14)
- in Nebennieren und braunem Fettgewebe (14)
- in Thymus und Uvea (14)

Bei älteren Ratten lagerte sich im Vergleich zu DHA aus Triglyceriden mehr als die doppelte Menge DHA aus Phospholipiden in Hirn, Leber und Nieren ein. Nach der Gabe von DHA in Form von Phospholipiden war die Aufnahme von DHA in

11 von 14 Hirnregionen deutlich höher als nach der Gabe von Triglyceriden.

In einer Studie mit fettleibigen Ratten verglichen die Autoren die Wirkung von Omega-3-Fettsäuren aus Fisch-Öl (Omega-3-Triglyceride) mit Krill-Öl (Omega-3-Phospholipide). Krill-Öl führte zu einer deutlich höheren Einlagerung der Omega-3-Fettsäuren DHA und EPA im Gewebe (13).

Omega-3-Phospholipide werden nicht nur zur Energiebereitstellung genutzt. Sie bieten allen Geweben im Körper eine sehr gut bioverfügbare Form von Omega-3-Fettsäuren.

Im Herzen fand sich nach der Gabe von Krill-Öl eine um 96 Prozent (EPA) und 42 Prozent (DHA) höhere Aufnahme der Omega-3-Fettsäuren als nach der Supplementierung mit Fisch-Öl. Ähnliche Effekte konnten in der Leber beobachtet werden, wo die Aufnahme von EPA (+47 Prozent) und DHA (+13 Prozent) nach der Einnahme von Krill-Öl ebenfalls höher lag (13).

Wie auch bei anderen Studien an Ratten und Pavianen (14,20) zeigte die Nahrungsergänzung mit Krill-Öl in den Gehirnen der Ratten eine deutlich höhere Aufnahme von DHA, verglichen mit der Aufnahme von Omega-3-Fettsäuren in Form von Triglyceriden (21).

Zahlreiche Humanstudien, wie die sogenannte „Framingham-Studie", bringen niedrige DHA-Spiegel im Blutplasma mit Erkrankungen des Gehirns wie beispielsweise Alzheimer in Verbindung. Zudem weist einiges darauf hin, dass DHA im Hirn verschiedene Schutzfunktionen übernimmt (22,23). Zusätzlich haben Humanstudien gezeigt, dass DHA aus Phospholipiden effizienter in die Zellmembran roter Blutkörperchen eingebaut wird als DHA aus Triglyceriden (24).

Einige Tierstudien mit bewährten Modellen zu Fettsucht, Herzinfarkt, Depression und entzündlichen Erkrankungen wie rheumatoide Arthritis oder Darmerkrankungen haben gezeigt, dass die Einnahme von Omega-3-Fettsäuren in Form von Phospholipiden aus Krill-Öl gesundheitsfördernde Effekte bewirkt. Diese Effekte waren häufig stärker als nach der Einnahme von Fisch-Öl. Das kann wie bereits erwähnt damit in Verbindung gebracht werden, dass EPA und DHA in Form von Phospholipiden besser im Gewebe aufgenommen werden als jene in Form von Triglyceriden.

Höhere EPA- und DHA-Plasmalevel mit Superba™ Krill-Öl-Phospholipiden

Studien haben gezeigt, dass höhere Spiegel von EPA und DHA im Blut unsere Gesundheit fördern. Entsprechend wichtig ist es, das Blut mit diesen Omega-3-Fettsäuren anzureichern. Zwei aktuelle Human-Interventionsstudien haben untersucht, ob die molekulare Form der Omega-3-Fettsäuren (Phospholipide versus Triglyceride) für die im Blutplasma nachgewiesenen EPA- und DHA-Spiegel von Bedeutung ist (1,2).

In einer randomisierten doppelblinden klinischen Parallel-Studie erhielten 76 übergewichtige und fettleibige Männer und Frauen für jeweils einen Monat Superba™ Krill-Öl, Fisch-Öl oder Olivenöl (1). Die Tagesdosis von EPA war in der Krill-Öl- und Fisch-Öl-Gruppe ähnlich, aber die Menge an DHA war in der Krill-Öl-Gruppe nur halb so groß. Nichtsdestotrotz fanden die Forscher nach vier Wochen Nahrungsergänzung, dass die Plasmakonzentration von EPA in der Krill-Öl-Gruppe höher war als in der Fisch-Öl-Gruppe, und dass die durchschnittliche DHA-Konzentration ähnlich zu der Fisch-Öl-Gruppe war.

Beide Quellen von Omega-3-Fettsäuren waren sicher und wurden weitestgehend gut vertragen, sie erhöhten die EPA- und DHA-Spiegel im Plasma im Vergleich zur Kontrollgruppe deutlich. Das wichtigste Ergebnis jedoch: Die Nahrungsergänzung mit 2 Gramm Krill-Öl täglich führte zu höheren EPA-Plasma-Werten und zum gleichen Anstieg der DHA-Spiegel, allerdings bei der halben Dosis im Vergleich zu Fisch-Öl. Insgesamt war der Anstieg von EPA und DHA im Plasma nach Anpassung der Dosis bei den Probanden, die Superba™ Krill-Öl erhalten hatten, nach vier Wochen um 24 Prozent höher als bei den Teilnehmern, die mit Fisch-Öl supplementiert wurden.

Auch eine andere Studie zeigte, dass eine niedrigere Dosis von EPA und DHA in Form von Phospholipiden im Vergleich zu einer höheren Dosis Omega-3-Fettsäuren aus Triglyceriden zu gleichen Spiegeln dieser Fettsäuren im Plasma führt (2). In dieser Studie wurden 113 Probanden mit normalen oder leicht erhöhten Cholesterin- und/oder Triglyceridspiegeln zufällig in drei Gruppen eingeteilt. Sie erhielten über sieben Wochen hinweg entweder Superba™ Krill-Öl, Fisch-Öl oder ein Placebo. Die tägliche Gabe von EPA und DHA zusammen war in der Krill-Öl-Gruppe etwa 37 Prozent niedriger als in der Fisch-Öl-Gruppe. Die Ergebnisse zeigten, dass eine Verabreichung von Omega-3-Fettsäuren bei der Krill-Öl- und der Fisch-Öl-Gruppe zu einem vergleichbaren Anstieg der Omega-3-Fettsäuren im Plasma führte. Nach Anpassung der EPA- und DHA-Level in der täglichen Dosis zeigten sich nach sieben Wochen Nahrungsergänzung folgende Ergebnisse: Die Plasmalevel der Krill-Öl-Gruppe waren um 45 Prozent höher als die der Fisch-Öl-Gruppe.

Darüber hinaus konnten die Teilnehmer mit den höchsten Basalwerten von Triglyceriden weiterhin von der Supplementierung mit Krill-Öl profitieren und zeigten niedrigere Triglycerid-Plasmalevels. Außerdem wurde das Verhältnis von HDL-Cholesterin und Triglyceriden, ein Risikofaktor für Herzerkrankungen, bei den Probanden, die Krill-Öl erhalten hatten, deutlich verbessert – nicht so bei den Teilnehmern, die mit

Eine klinische Studie zeigte: Werden Krill-Öl-Phospholipide gegeben, reicht eine niedrigere Dosis an EPA und DHA aus, um einen ähnlichen Anstieg der Omega-3-Blutplasmaspiegel zu erreichen wie bei Omega-3-Fettsäuren in Form von Triglyceriden.

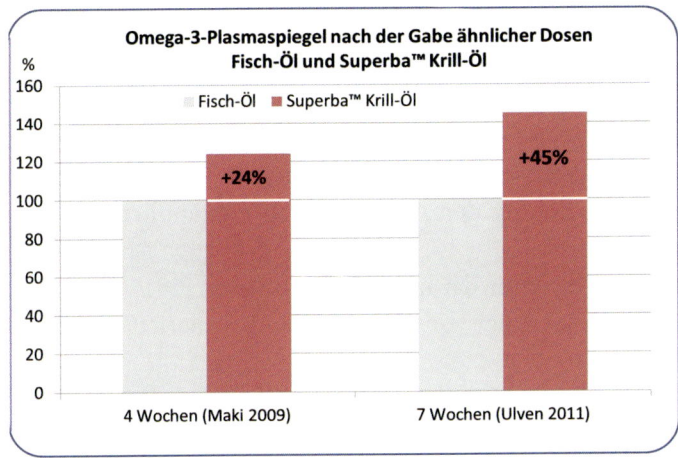

Omega-3-Plasmaspiegel nach der Gabe ähnlicher Dosen Fisch-Öl und Superba™ Krill-Öl

Prozentualer Anstieg der EPA- und DHA-Plasmalevel nach Einnahme derselben Menge von Omega-3-Fettsäuren in Form von Superba™ Krill-Öl im Vergleich zu Fisch-Öl nach 4 Wochen (1) oder 7 Wochen (2).

Fisch-Öl behandelt wurden. Diese Forschungsergebnisse aus Humanstudien demonstrieren, dass an Phospholipide gebundene Omega-3-Fettsäuren, wie sie in Krill-Öl vorliegen, eine höhere Bioverfügbarkeit aufweisen, als die an Triglyceride gebundenen Omega-3-Fettsäuren aus Fisch-Öl.

Nach der Einnahme von Krill-Öl konnten bei gesunden Studienteilnehmern nicht nur verbesserte EPA- und DHA-Blutplasmaspiegel gezeigt werden. Auch das Verhältnis von HDL-Cholesterin und Triglyceriden verbesserte sich statistisch signifikant.

Vorteile der Phospholipide in Superba™ Krill-Öl

Zusätzlich zu den kombinierten oder komplementären Wirkungen von Omega-3-Fettsäuren, die an Phospholipide gebunden sind, bringt auch die Einnahme von Phospholipiden und Cholin erwiesenermaßen einen Nutzen für Mensch und Tier mit sich. Phospholipide, die Cholin enthalten (sogenannte Phosphatidylcholine), sind besonders wichtig für den Stoffwechsel in Hirn und Leber. Interessanterweise zeigen Menschen mit Fettleber in Folge von Fettsucht oder Alkoholmissbrauch veränderte Phospholipidprofile (25). Phosphatidylcholine selbst haben auch ohne den zusätzlichen Nutzen von Omega-3-Fettsäuren nachgewiesene positive Wirkungen:

- Ausgleich von Alterserscheinungen (26)
- Reduzierung der Auswirkungen entzündlicher Erkrankungen (27)
- Verbesserung der kognitiven Funktion (28)
- Verbesserung von Plasma- und Leberfettstoffwechsel (29,30)
- Senken von Cholesterin- und Triglyceridspiegeln im Blut (31)
- Anheben der „guten" HDL-Cholesterin-Level (30)
- Senken der Triglycerid-Level in der Leber (29)
- Schutz vor alkoholbedingten Leberschäden (32–34)
- Schutz vor Leberfibrose und alkoholbedingter Zirrhose (35)

Phospholipide mit Cholin (Phosphatidylcholine) sind besonders wichtig für den Stoffwechsel in Gehirn und Leber. Darüber hinaus spielen sie beispielsweise eine Rolle bei Herzerkrankungen, Entzündungen und Krebs.

Die Studien, die mit Phospholipiden durchgeführt wurden, schlossen keine Omega-3-Fettsäuren ein und zeigen damit, dass diese Fette ihre eigenen günstigen Effekte aufweisen. Andere Studien jedoch haben gezeigt, dass Omega-3-Fettsäuren mit Phospholipiden (im Vergleich zu Phospholipiden ohne Omega-3-Fettsäuren) bessere Effekte auf Leber- und Blutfettwerte haben (36,37). Folglich scheint eine Kombination von beidem in einem Molekül der effizienteste Weg zu sein, den Gesundheitsnutzen zu verbessern.

Cholin: ein essenzieller Nährstoff in Krill-Öl

Cholin, die Kopfgruppe der Phosphatidylcholine, ist ein essenzieller Nährstoff. Krill-Öl besteht zu etwa 40 Prozent aus Phosphatidylcholinen und ist damit eine gute Quelle für Cholin.

Dieser wichtige Bestandteil von Phospholipiden wird vom Körper zur Herstellung von Acetylcholin genutzt – ein Neurotransmitter, der im Nervensystem eine wichtige Funktion für das Gedächtnis hat. Mit fortschreitendem Alter sinkt die Verfügbarkeit von Neurotransmittern wie Acetylcholin. Etliche Wissenschaftler vermuten, dass eine Nahrungsergänzung mit cholinhaltigen Verbindungen wie Phosphatidylcholin die Produktion von Acetylcholin anregt und damit einen möglichen Nutzen für das Zentralnervensystem mit sich bringt (38).

Besonders für Vegetarier, Veganer und für Menschen mit erhöhtem Alkoholkonsum ist eine Nahrungsergänzung mit Cholin wichtig, denn sie haben ein erhöhtes Risiko für einen Cholinmangel.

Ein Mangel an Cholin erhöht nicht nur das Risiko einer Leberdysfunktion (35, 39, 40), er kann auch die Entwicklung einer normalen Gedächtnisfunktion beeinträchtigen (41). Bei Ratten hatte die Supplementierung mit Cholin eine Auswirkung auf die Hirnfunktion, wenn es vor der Geburt oder während der zweiten Woche nach der Geburt verabreicht wurde (42–47). Der Langzeiteffekt einer Cholingabe auf das räumliche Gedächtnis von Nagetieren scheint mit Veränderungen im Hippocampus zusammenzuhängen (48–50). Es gibt außerdem Hinweise darauf, dass eine höhere Einnahme von Cholin das Risiko von Brust- und Darmkrebs verringern könnte (51–53).

Das Antioxidans Astaxanthin

Krill-Öl enthält Astaxanthin, ein rotes Karotinoid, das auch Krill, Lachs oder Flamingos die rote Farbe verleiht.

Cholin ist für die Gesundheit unentbehrlich. Es unterstützt die Zellstruktur und -funktion, die Genregulation und den Fettstoffwechsel. Dies ist wichtig für die Gesundheit des Gehirns, des Herzens und der Leber.

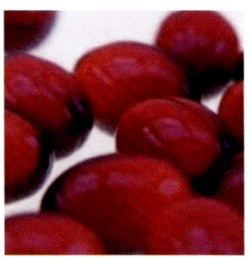

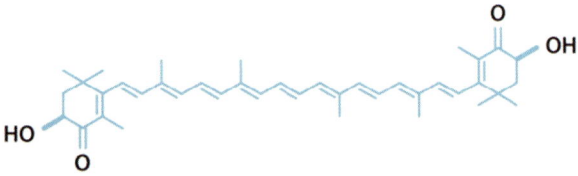

Astaxanthin: chemische Struktur

Superba™ Krill-Öl Weichgelatinekapseln – die charakteristische Farbe kommt vom Astaxanthin

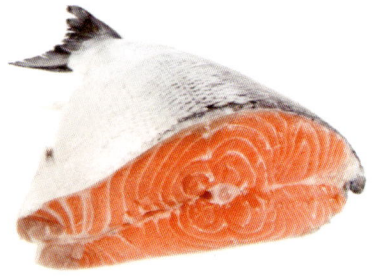

Lachs: rote Farbe durch Astaxanthin

In Superba™ Krill-Öl wird entweder eine oder beide der alkoholischen Hydroxylgruppen (-OH) von Astaxanthin zu Fettsäuren verestert; so liegt Astaxanthin aus Krill fast ausschließlich in veresterter Form vor.

Astaxanthin ist ein sehr kraftvolles Antioxidans mit entzündungshemmenden Eigenschaften (54,55). Es ist in der Lage, freie Radikale unschädlich zu machen. Diese instabilen Moleküle können sonst Zellen schädigen und das Risiko für altersbedingte Erkrankungen wie Krebs oder Herz-Kreislauf-Erkrankungen erhöhen.

Astaxanthin soll auch Lipide und Lipoproteine mit geringer Dichte (LDL) vor Oxidation schützen. Studien zufolge kann Astaxanthin die Herzgesundheit unterstützen, indem es das „gute" HDL-Cholesterin vermehrt und die Triglycerid-Level sowohl bei Menschen als auch bei Tieren verringert (54, 55,58–60).

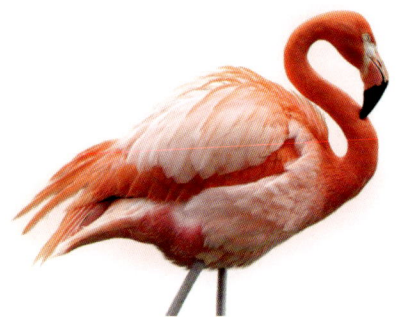

Astaxanthin färbt auch die Federn der Flamingos

Vorteile von Superba™ Krill-Öl

Um den Nutzen von Superba™ Krill-Öl besser einschätzen zu können, muss man verstehen, welche Rolle Fett und Fettsäuren, insbesondere Omega-3-Fettsäuren, in unserem Körper spielen.

Fakten über Fett

Eine gesunde Ernährung muss Fett beinhalten, denn es ist für die Energiegewinnung unverzichtbar. Dennoch: Zu viel Fett, und vor allem die falsche Art von Fett, führt zu Gewichtszunahme. Übergewicht wiederum erhöht das Krankheitsrisiko, vor allem für Herz-Kreislauf-Erkrankungen und Diabetes. Deshalb sollten wir genau darauf achten, welche Arten von Fett wir zu uns nehmen: gesättigtes tierisches Fett oder ungesättigte Pflanzenfette und marine Fette.

Nicht alle Fette sind gleich: Während gesättigte und Trans-Fette mit einem erhöhten Cholesterinspiegel und höherem Risiko für Herzkrankheiten assoziiert werden, bewirken einfach und mehrfach ungesättigte Fette (z.B. Omega-3-Fettsäuren) das Gegenteil.

Fettsäuren: die Kategorien

Gesättigte Fettsäuren

Gesättigte Fettsäuren werden meist als Fett eingelagert und als Energie für unsere Zellen und Organe genutzt. Sie liegen oft in fester Form vor, wie in Butter oder Käse, denn sie enthalten keine sogenannten Doppelbindungen und sind stattdessen mit Wasserstoffatomen gesättigt. Diese Doppelbindungen, die die Kohlenstoffatome der Fettsäureketten verbinden, sind für den Gesundheitsnutzen der Fettsäuren wichtig. Gerade wir Bewohner der Industrienationen essen häufig zu viel dieser gesättigten Fettsäuren, und das hat einen negativen Einfluss auf unsere Gesundheit.

Ungesättigte Fettsäuren

Ungesättigte Fettsäuren liegen meist in flüssiger Form wie Öl vor – sie sind in Pflanzenölen, Fisch-Öl oder Superba™ Krill-Öl enthalten. Diese Öle sind deshalb flüssig, weil sie Doppelbindungen enthalten, die mit Wasserstoffatomen „ungesättigt" sind. Sie werden „einfach ungesättigt" genannt, wenn sie nur eine Doppelbindung aufweisen, und „mehrfach ungesättigt", wenn sie mehr als eine Doppelbindung haben.

Sie werden in verschiedene Gruppen unterteilt. Die Klassifizierung hängt von der Position der ersten Doppelbindung der Fettsäurekette vom Methylende her ab.

Die Vorstufe von EPA und DHA, alpha-Linolensäure (ALA), kann vom menschlichen Körper nicht hergestellt werden und muss daher mit der Nahrung aufgenommen werden. Die Umwandlung von ALA zu EPA und DHA im Menschen ist nicht sehr effizient. Daher sollten diese beiden Fettsäuren ebenfalls zugeführt werden, um den Bedarf zu decken.

Entsprechend haben Omega-3-Fettsäuren ihre erste Doppelbindung beim dritten Kohlenstoffatom; Omega-6-Fettsäuren beim sechsten Kohlenstoffatom vom Methylende her gezählt.

Die mehrfach ungesättigten Fettsäuren in Superba™ Krill-Öl sind für die positive Wirkung von Krill-Öl auf die Gesundheit die entscheidende Komponente. Marine Omega-3-Fettsäuren sind die längsten Fettsäuren und enthalten viel mehr Doppelbindungen als viele andere Fettsäuren. Deshalb werden sie hochgradig ungesättigte Fettsäuren genannt. Die Vorstufen der Omega-3-Fettsäuren (alpha-Linolensäure, ALA) und Omega-6-Fettsäuren (Linolsäure, LA), können nicht im menschlichen Körper synthetisiert werden und müssen deshalb mit der Nahrung aufgenommen werden. Da sie für das Funktionieren des

Linolsäure (LA)

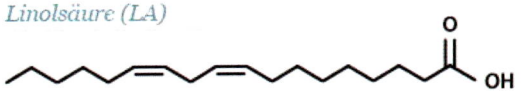

Omega-6-Fettsäure: mehrfach ungesättigt (mehr als eine Doppelbindung)

Arachidonsäure (AA)

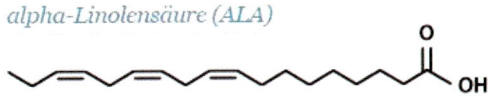

Omega-6-Fettsäure: mehrfach ungesättigt (mehr als eine Doppelbindung)

alpha-Linolensäure (ALA)

pflanzliche Omega-3-Fettsäure: mehrfach ungesättigt (mehr als eine Doppelbindung)

Eicosapentaensäure (EPA)

marine Omega-3-Fettsäure: hochgradig ungesättigte Fettsäure

Es ist wichtig, Omega-6- und Omega-3-Fettsäuren im empfohlenen Verhältnis 5:1 aufzunehmen.

Docosahexaensäure (DHA)

marine Omega-3-Fettsäure: hochgradig ungesättigte Fettsäure

Struktur und Nomenklatur einiger Fettsäuren

41

Organismus absolut notwendig sind, werden sie auch „essenziell" genannt. Der menschliche Körper kann ALA zwar in die längerkettigen Fettsäuren EPA und DHA umwandeln, aber nur zu einem geringen Anteil (61–63).

EPA besteht aus 20 Kohlenstoffatomen und fünf Doppelbindungen, und kann in DHA umgewandelt werden. DHA ist mit 22 Kohlenstoffatomen und sechs Doppelbindungen die Fettsäure mit der größten Kettenlänge. Das Hauptprodukt der Omega-6-Vorstufe LA ist Arachidonsäure (AA) und besteht aus 20 Kohlenstoffatomen und vier Doppelbindungen.

Sowohl Omega-3- als auch Omega-6-Fettsäuren sind für die Gesundheit wichtig. Ein Mangel der Omega-6-Fettsäure Arachidonsäure wird mit pathologischen Veränderungen der Leber in Verbindung gebracht, außerdem mit Wachstumsstörungen, reproduktiven Störungen wie Unfruchtbarkeit, aber auch mit Haut- und Haarproblemen (64). Da in unserem westlichen Ernährungsstil ein Übermaß von Omega-6-Fettsäuren im Vergleich zu Omega-3-Fettsäuren vorhanden ist, liegt ein Missverhältnis vor (65,66). Die Hauptursache ist der starke Anstieg innerhalb der vergangenen 30 Jahre im Verbrauch von Pflanzenölen mit einem hohen Anteil von Omega-6-Fettsäuren, wie sie beispielsweise in Mais, Sonnenblumensamen, Baumwollsamen und Sojabohnen enthalten sind. Auch der gestiegene Verzehr von Fleisch spielt eine Rolle. Gleichzeitig ging der Verzehr von Omega-3-reichem Fisch gravierend zurück. Heute beträgt das Verhältnis von Omega-6 zu Omega-3 bis zu 10–20:1, während es früher bei etwa 1–2:1 lag (67).

Heute wird ein Verhältnis von etwa 5:1 empfohlen (68). Die richtige Menge von Omega-6 und die entsprechende Balance zwischen Omega-6- und Omega-3 Fettsäuren ist für die Gesundheit essenziell, denn ansonsten werden von den Omega-

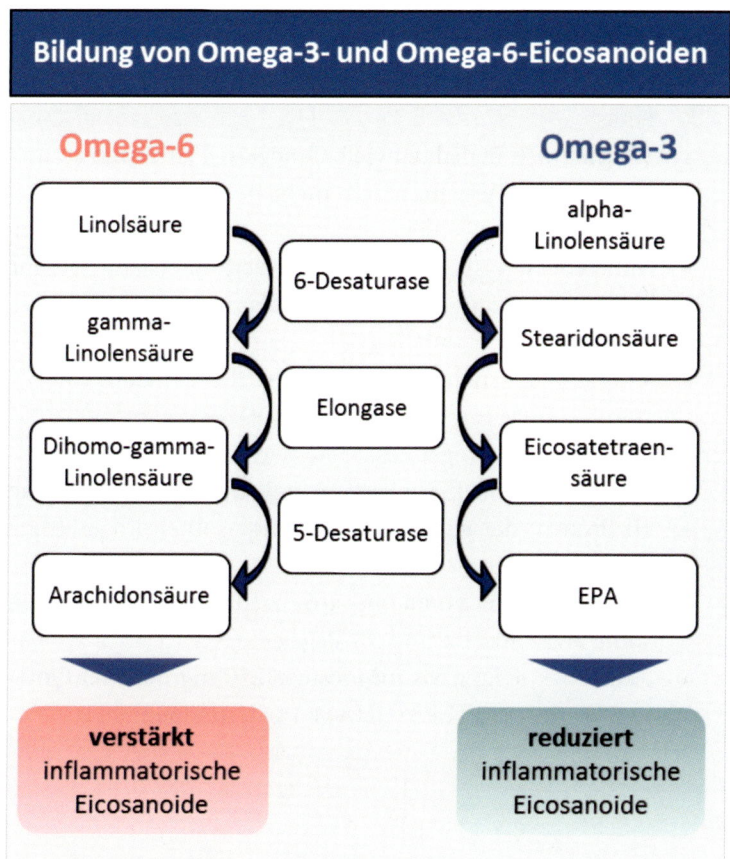

Bildung von Omega-3- und Omega-6-Eicosanoiden

Omega-6

Linolsäure

gamma-Linolensäure

Dihomo-gamma-Linolensäure

Arachidonsäure

6-Desaturase

Elongase

5-Desaturase

Omega-3

alpha-Linolensäure

Stearidonsäure

Eicosatetraen-säure

EPA

verstärkt inflammatorische Eicosanoide

reduziert inflammatorische Eicosanoide

Omega-6- und Omega-3-Fettsäuren konkurrieren um dieselben Enzyme, um entweder in entzündungsfördernde oder in entzündungshemmende Hormone umgewandelt zu werden.

6-Fettsäuren zu viele entzündungsfördernde Moleküle produziert, die dann eine erhöhte Blutgerinnung, eine beeinträchtigte Immunreaktion und systemische Entzündungen verursachen können.

Fakt ist:

- Unser täglicher Fettkonsum ist zu hoch (meist gesättigte Fette)
- Wir nehmen täglich zu viele Omega-6-Fettsäuren zu uns
- Gleichzeitig verzehren wir nicht genug Omega-3-Fettsäuren
- Infolgedessen ist ein Anstieg von Herz-Kreislauf-Erkrankungen, Fettleibigkeit und Diabetes zu verzeichnen

Heute empfehlen Ernährungswissenschaftler für den Verzehr von Fetten:

- Nehmen Sie weniger gesättigte tierische Fette zu sich
- Beschränken Sie Ihren Fettkonsum auf 60 Gramm pro Tag
- 10 Prozent der gesamten Fettmenge sollten ungesättigte Fettsäuren sein
- Das Verhältnis von Omega-6- zu Omega-3-Fettsäuren sollte zwischen 1:1 und 5:1 liegen
- Zusätzlich sollten Sie mindestens 250 mg mariner Omega-3-Fettsäuren (EPA/DHA) zu sich nehmen

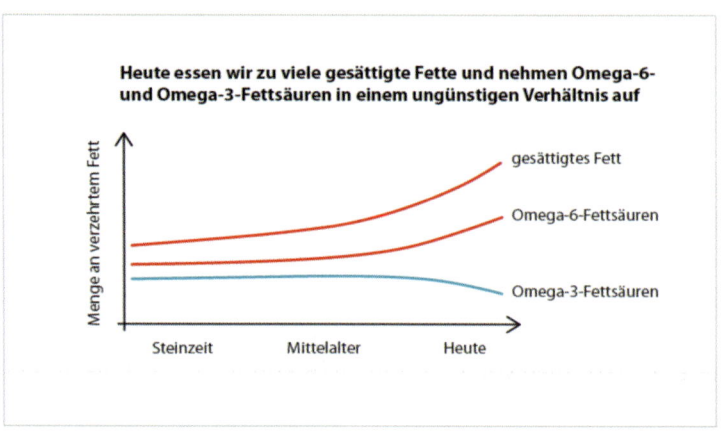

Fettverzehr von früher bis heute

Zusammenfassend lässt sich sagen, dass nicht nur die Gesamt-menge an Fett für unsere Gesundheit entscheidend ist, sondern auch die Art des Fetts und das Verhältnis von Omega-3- und Omega-6-Fettsäuren. Da diese beiden Fettsäuren in unserem Körper in verschiedenen Prozessen in Konkurrenz zueinander stehen, ist das richtige Verhältnis gerade im Hinblick auf ent-zündungshemmende und entzündungsfördernde Prozesse von Bedeutung.

Eicosapentaensäure (EPA) und Docosahexaensäure (DHA)

Die wichtigsten bioaktiven Omega-3-Fettsäuren, die ausführ-lich beschrieben wurden, sind EPA (Eicosapentaensäure) und DHA (Docosahexaensäure). Zwar wirken sowohl EPA als auch DHA senkend auf Blutfettspiegel und Entzündungen, aber ins-besondere DHA beeinflusst die Partikelgröße des HDL- und LDL-Cholesterins – was wiederum das Arteriosklerose-Risiko reduzieren soll (69–71).

Studien haben gezeigt, dass DHA einen größeren Einfluss auf Herzfrequenz, Blutdruck und Blutplättchenaggregation hat als EPA (72,73). Außerdem könnte die größere Kettenlänge und die zusätzliche Doppelbindung von DHA einen Vorteil hinsicht-lich Membranfluidität, Cholesteringehalt und Einfluss auf die Membranproteine mit sich bringen (74–76). Diese wichtigen Faktoren sind entscheidend für die Funktion und Struktur von Hirn und Netzhaut. So könnte sich auch erklären, weshalb in diesen Bereichen besonders viel DHA vorhanden ist. Ein wei-terer Unterschied von EPA und DHA könnte ihre Fähigkeit sein, Transkriptionsfaktoren zu regulieren. Diese Kontroll-Proteine können die Bildung anderer Proteine auslösen und in Folge unterschiedliche Stoffwechselreaktionen verursachen (77/78).

EPA soll auch die Stimmung und das Verhalten günstiger beeinflussen als nur DHA allein (79,80).

Die Empfehlungen für die tägliche Aufnahme von EPA und DHA variieren von 160 mg (Australien, Neuseeland) bis zu mehr als 1000 mg (Japan, Südkorea).

Verschiedene Organisationen haben Empfehlungen für den Verzehr von EPA und DHA ausgesprochen: Die Ernährungs- und Landwirtschaftsorganisation (FAO) und die Weltgesundheitsorganisation (WHO) der Vereinten Nationen raten zu 250 mg EPA und DHA täglich für erwachsene Männer und Frauen (FAO/WHO 2010). Für Schwangere und Stillende empfehlen die Organisationen 300 mg EPA und DHA täglich, davon 200 mg DHA. Dies sei wichtig für die Gesundheit der Erwachsenen und für die Entwicklung der Kinder. Die Europäische Behörde für Lebensmittelsicherheit (EFSA) empfiehlt ebenfalls 250 mg EPA und DHA täglich für Erwachsene und für Kinder zwischen zwei und 18 Jahren (81). Aufgrund der Wirkung auf die Sehfunktion empfiehlt die EFSA weiterhin, dass Babys ab 6 Monaten und Kleinkinder bis zwei Jahre mindestens 100 mg DHA täglich aufnehmen sollten.

Physiologische Funktionen von Omega-3-Fettsäuren

Omega-3-Fettsäuren fungieren als Energiequelle, sie spielen aber auch auf molekularer Ebene eine Rolle.

Sie können die Fettsäurezusammensetzung und Funktion von Membranen ändern, die Gentranskription regulieren und Stoffwechsel- sowie Signalübertragungswege verändern. Damit hängt eine ganze Reihe von sich überschneidenden und wechselseitig beeinflussenden Mechanismen zusammen, die im komplizierten metabolischen Stoffwechselnetzwerk die Balance des Körpers (Homöostase) erhalten.

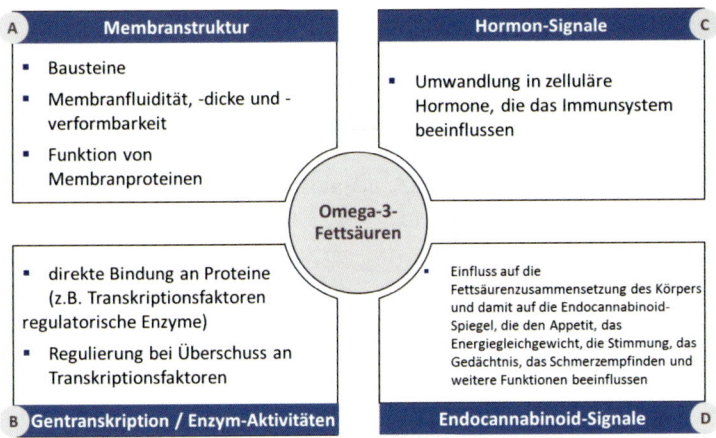

A **Membranstruktur**

- Bausteine
- Membranfluidität, -dicke und - verformbarkeit
- Funktion von Membranproteinen

Hormon-Signale **C**

- Umwandlung in zelluläre Hormone, die das Immunsystem beeinflussen

Omega-3-Fettsäuren

- direkte Bindung an Proteine (z.B. Transkriptionsfaktoren regulatorische Enzyme)
- Regulierung bei Überschuss an Transkriptionsfaktoren

- Einfluss auf die Fettsäurenzusammensetzung des Körpers und damit auf die Endocannabinoid-Spiegel, die den Appetit, das Energiegleichgewicht, die Stimmung, das Gedächtnis, das Schmerzempfinden und weitere Funktionen beeinflussen

B **Gentranskription / Enzym-Aktivitäten**

Endocannabinoid-Signale **D**

Biochemische Funktionen der Omega-3-Fettsäuren im menschlichen Körper

Omega-3-Fettsäuren sind wichtig für Zellmembranen, als Energiequelle und als Signalmoleküle. Sie sind Teil der Phospholipide, die als Bausteine aller Membranen dienen. Phosphatidylcholin ist das wichtigste Phospholipid, da es etwa die Hälfte der Membran ausmacht.

a) Omega-3-Fettsäuren als Membran-Bestandteile

Besonders wichtig ist die Bedeutung von Omega-3-Fettsäuren und den reichlich vorhandenen Omega-6-Fettsäuren als Bausteine der Membranstruktur und für die Zellentwicklung, -gesundheit und -funktion. Die Membranen der Zellen und der Zellorganellen sind flexible Doppellipidschichten. Diese Doppelschichten werden aufgrund der charakteristischen Struktur der Phospholipide gebildet, einem der Hauptbestandteile von Membranen. Sie formen spontan Doppelschichten, weil ihr polares hydrophiles Ende nach außen zeigt und ihre wasserunlöslichen Fettsäure-Enden in der Mitte der beiden Schichten zueinander gerichtet sind.

Die Aufnahme von Omega-3-Fettsäuren bestimmt die Zusammensetzung und die Funktion der Zellmembranen. Je mehr Omega-3-Fettsäuren in eine Membran eingebaut werden, desto höher wird die Membranfluidität. Das ist wichtig für den Transport von Molekülen in die Zelle und aus ihr heraus.

Membranfluidität

Die flexible Struktur von Omega-3-Fettsäuren bestimmt die Membranfluidität. Diese ist wichtig für die korrekte Funktion von Membranproteinen wie Rezeptoren, Ionenkanäle und

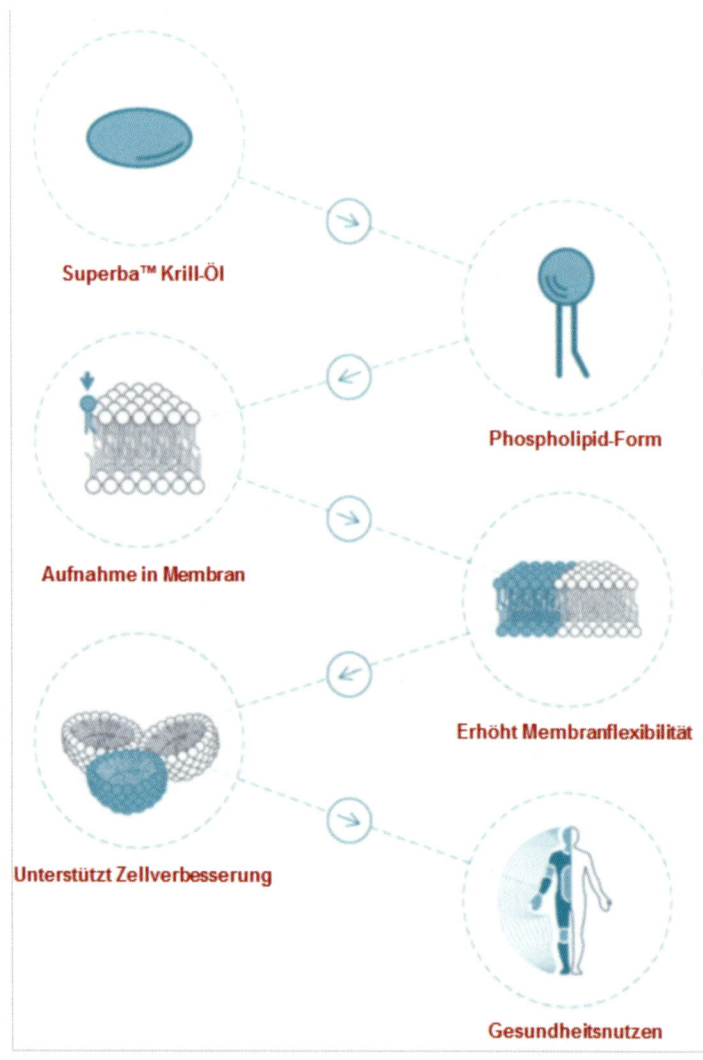

Superba™ Krill-Öl

Phospholipid-Form

Aufnahme in Membran

Erhöht Membranflexibilität

Unterstützt Zellverbesserung

Gesundheitsnutzen

Omega-3-Fettsäuren aus Krill-Öl werden effizient transportiert und in Zellmembranen eingebaut, da sie an Phospholipide gebunden sind. Als Teil der Zellmembranen können EPA und DHA Membranen, Signalprozesse und metabolische Parameter der Zelle beeinflussen.

-transporter sowie Enzyme. Eine Veränderung in der Fluidität aufgrund einer veränderten Fettsäurezusammensetzung in der Membran beeinflusst die Aktivität und Beweglichkeit dieser Proteine. Auch wie extrazelluläre Signale von Rezeptoren in das intrazelluläre Signalnetzwerk übermittelt werden, wird beeinflusst. Das betrifft beispielsweise Nervenzellen, Herzzellen und hormonproduzierende Zellen.

Zudem steigt die Durchlässigkeit der Membran mit der Anzahl der Doppelbindungen in den Fettsäureketten der Membranphospholipide. Die Anzahl der Omega-3-Fettsäuren, welche die Membranphospholipide bilden, kann durch die Ernährung beeinflusst werden. Die marine Omega-3-Fettsäure DHA mit sechs Doppelbindungen steigert die Ionendurchlässigkeit der Membranen mehr als die pflanzliche Omega-3-Fettsäure alpha-Linolensäure mit drei Doppelbindungen (83).

b) Omega-3-Fettsäuren als Regulatoren von Gentranskription und Enzymaktivität

Wenn Omega-3-Fettsäuren in unsere Zellen gelangen, können sie Transkriptionsfaktoren aktivieren, die die Genexpression stimulieren (83–86). Das bedeutet, dass Omega-3-Fettsäuren indirekt die Produktion bestimmter funktioneller Genprodukte (häufig Proteine) in unseren Zellen indirekt beeinflussen. Die Omega-3-Fettsäuren haben damit eine Auswirkung darauf, welche Proteine in unseren Zellen produziert werden, und letztendlich auch wie der Zellstoffwechsel beeinflusst wird. Es ist noch unklar, in welchem Ausmaß EPA und DHA mit den einzelnen Transkriptionsfaktoren in Verbindung stehen. Aber es gibt zumindest Hinweise darauf, dass bestimmte Fettsäuren bevorzugt jeweils bestimmte Genexpressionen regulieren können (83). Doch Fettsäuren können nicht nur die Genexpression verändern, sie können auch die enzymatische Aktivität modulieren,

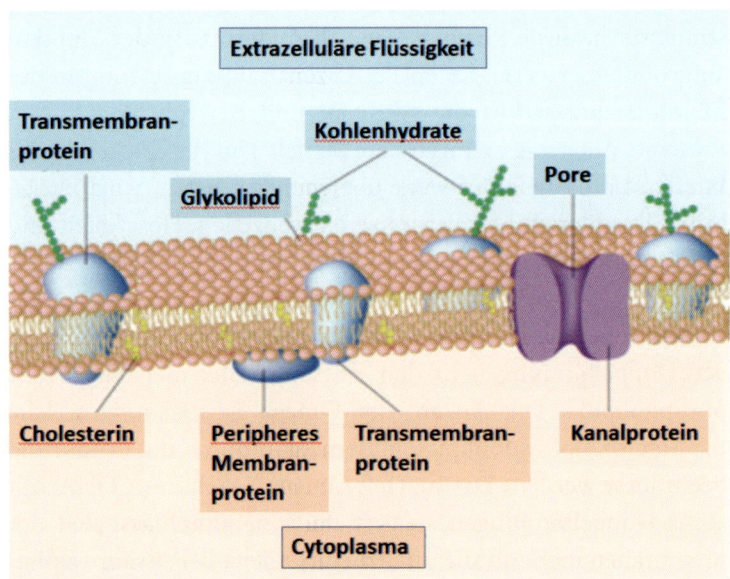

Teil einer Zellmembran mit Phospholipiden und anderen
Membranstrukturen

indem sie sich direkt mit den Enzymen verbinden. Proteinki-
nasen, die funktionelle Veränderungen bei anderen Enzymen
auslösen können, sind ein Beispiel für hemmende Effekte von
EPA und DHA (87,88). Oder sie binden sich an kalziumregulie-
rende Enzyme und beugen so dem Anstieg des intrazellulären
Kalziumspiegels vor (89).

c) Omega-3-Fettsäuren als Vorstufe von Eicosanoiden

Das Verhältnis von Omega-6- zu Omega-3-Fettsäuren ist wichtig, da sie um dieselben Stoffwechselenzyme konkurrieren, die
sie in Eicosanoide umwandeln (z.B. Prostaglandine, Prostazykline, Thromboxane und Leukotriene). Eicosanoide sind hor-

monähnliche Stoffe. Sie werden auch Zellhormone genannt und kontrollieren Funktionen wie das zentrale Nervensystem, das Immunsystem und Entzündungen.

Während Prostaglandine, Leukotriene und Lipoxine eine Rolle in der Regulierung von Entzündungen spielen, sind Thromboxane und Prostazykline wichtig für die Kontrolle von Blutungen. Resolvine und Protektine, die auch Metaboliten von EPA und DHA sind, tragen zur Verringerung entzündlicher Reaktionen bei (90).

Generell wirken Eicosanoide aus Omega-3-Fettsäuren (z.B. Prostaglandine der 3-er Serie) weniger entzündlich als solche aus Omega-6-Fettsäuren (z.B. Prostaglandine der 2-er Serie, PGE2). Entsprechend wird die Aufnahme in einem ungünstigen Verhältnis von viel Omega-6-Fettsäuren zu wenig Omega-3-Fettsäuren die Balance zugunsten der entzündungsfördernden Eicosanoide verschieben. Glücklicherweise kann ein günstigeres Profil mit weniger inflammatorisch-aktiven Eicosanoiden erreicht werden, wenn Omega-6-Arachidonsäure durch EPA oder DHA ersetzt wird. So lässt sich auch das Risiko für entzündliche Erkrankungen und Autoimmunerkrankungen wie Alzheimer, rheumatoide Arthritis, Colitis Ulcerosa und Psoriasis senken, oder deren Behandlung erleichtern.

d) Omega-3-Fettsäuren als Regulatoren des Endocannabinoid-Systems

Das Endocannabinoid-System basiert auf der Aktivität von Endocannabinoiden (ECs), dies sind Hormone aus Omega-6-Fettsäuren. Die Bindung dieser ECs an Rezeptoren beeinflusst die Expression von Proteinen beispielsweise in der Leber, Skelettmuskulatur, im Pankreas, Darm, Knochen und Fettgewebe und nimmt auch Einfluss auf das zentrale Nervensystem. Dabei

Omega-3-Fettsäuren regulieren die Aktivität bestimmter Transkriptionsfaktoren. Werden diese aktiviert, können sie an DNA anbinden und somit festlegen, welche Proteine in der Zelle hergestellt werden. Diese wiederum können beispielsweise den Energieverbrauch, den Lipidstoffwechsel oder Entzündungen beeinflussen.

Der Begriff Eicosanoid kommt vom griechischen „eicosa" – dem Zahlwort für 20, da die Fettsäuren für die Bildung von Eicosanoiden 20 Kohlenstoffatome lang sein müssen. Jede Zelle kann – je nach Verfügbarkeit – aus Omega-3- und Omega-6-Fettsäuren verschiedene Arten von Eicosanoiden herstellen. Das richtige Verhältnis von pro- und antiinflammatorischen Eicosanoiden ist entscheidend für die Gesundheit.

können ECs nicht nur die Enzymaktivität beeinflussen, sondern auch den Appetit, die Energiebilanz, Stimmung, Gedächtnis, Schmerzempfinden, Stressreaktion, Ängstlichkeit, Immunfunktionen und reproduktive Prozesse. Ein überaktives EC-System steht im Verdacht, Fetteinlagerung und verschiedene Marker des metabolischen Syndroms zu fördern (91).

Die Menge der produzierten ECs hängt letztendlich von der Menge der Omega-6-Arachidonsäure in den Membranen ab, und diese wiederum davon, wie viel wir davon pro Tag essen. Eine vermehrte Aufnahme von Fettsäuren der Omega-3-Familie beeinflusst das Verhältnis von Omega-3- zu Omega-6-Fettsäuren in Blut und Organen positiv. So kann weniger Arachidonsäure in den Phospholipiden eingebunden werden, was wiederum zu einer verringerten Umwandlung von Arachidonsäure in ECs führt. So können die Fettsäuren in unserer Ernährung die Fettsäure-Zusammensetzung unseres Körpers und damit EC-Level verändern. Damit kann letztendlich die Membran-Signalübertragung beeinflusst werden, was zu einem veränderten Energiestoffwechsel führt, also die Aufnahme der Nahrung und deren Umwandlung in Energie.

Eine Regulationsstörung im Endocannabinoid-System wird mit kardiovaskulären und mentalen Erkrankungen in Verbindung gebracht sowie mit dem metabolischen Syndrom (Stammfettsucht, hoher Blutdruck, unausgeglichener Glucose-und Insulinstoffwechsel). Durch die Zufuhr von Omega-3-Fettsäuren verringert sich die Verfügbarkeit von Endocannabinoid-Vorstufen, weniger Endocannabinoide werden produziert und das Erkrankungsrisiko wird gesenkt.

Der „Omega-3-Index": ein neuer Biomarker für den Gesundheitsstatus

Was schlussendlich für unsere Gesundheit zählt, ist die Menge der Omega-3-Fettsäuren, die in unserem Gewebe eingebunden ist. Es ist jedoch nicht möglich, bei lebenden Menschen Gewebeproben von allen Organen zu nehmen, um den Gehalt an Omega-3-Fettsäuren zu messen. Deshalb wurde der Omega-3-Index entwickelt: ein neuer Gesundheits-Parameter, der insbesondere zur Risikobewertung für kardiovaskuläre Ereignisse dient (92).

Der Omega-3-Index ist definiert als der kombinierte EPA- und DHA-Anteil der Fettsäuren in den roten Blutkörperchen. Dieser Wert korreliert mit der Menge von EPA und DHA in anderem Gewebe (93,94). Rote Blutkörperchen werden immer wieder produziert und können mithilfe einer Blutprobe leicht entnommen werden. Der Omega-3-Index repräsentiert den allgemeinen EPA- und DHA-Status, denn rote Blutkörperchen haben eine Phospholipidmembran und nehmen Omega-3-Fettsäuren genauso in ihre Membran auf wie andere Gewebszellen.

Studien zeigen, dass eine lineare Korrelation zwischen dem Gehalt von Omega-3-Fettsäuren in Phospholipiden der roten

Die Langzeitaufnahme von EPA und DHA zeigt sich in dem Gehalt an Fettsäuren in den roten Blutkörperchen. Dieser wird als Omega-3-Index angegeben – der Anteil von EPA und DHA am Gesamtfettsäuregehalt.

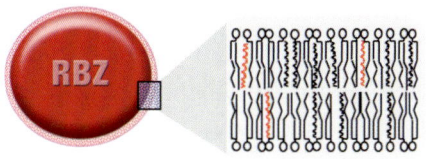

Beispiel :

Dieses Membran-Modell enthält 64

Fettsäuren, von denen 3 EPA oder DHA sind

Omega-3-Index = 3/64 = **4,6 %**

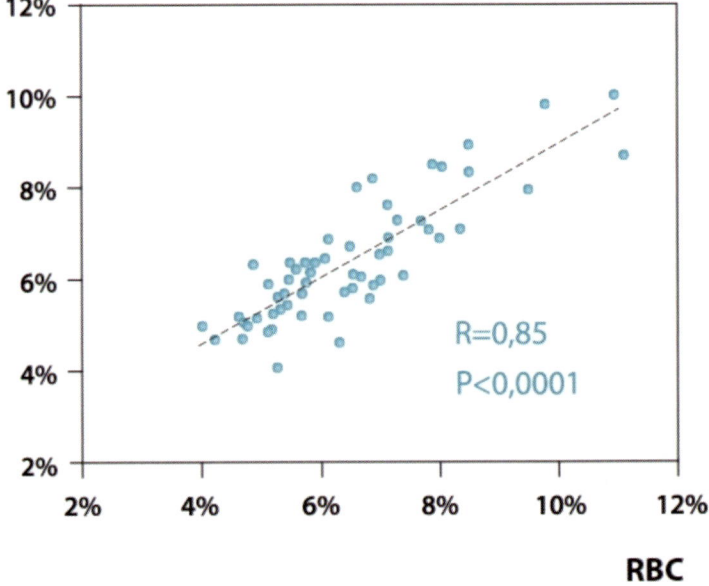

Herz
EPA + DHA

RBC
EPA + DHA

Der Omega-3-Index der roten Blutkörperchen(RBC) korreliert mit dem Omega-3-Gehalt im Herzen. Reproduziert nach Metcalf, RG et al. Am J Clin Nutr. 2010; 91(3):528–34. Mit Erlaubnis der American Society of Nutrition.

Blutkörperchen und dem Gehalt von Omega-3-Fettsäuren im Herzen besteht (95). Das bedeutet, dass wir die Menge von Omega-3-Fettsäuren im Herzen bestimmen können, wenn wir den Omega-3-Gehalt in den roten Blutkörperchen messen.

Als Schlussfolgerung lässt sich sagen, dass der Omega-3-Index in den roten Blutkörperchen eine neue Möglichkeit ist, den Nährstoff-Status unseres Körpers und besonders des Herzens zu bestimmen. Weisen unsere roten Blutzellen einen niedrigen

Omega-3-Status auf, dann wissen wir, dass wir mehr Fisch essen oder unsere Nahrung mit Superba™ Krill-Öl ergänzen sollten. Misst man dann nach ein paar Monaten mit Nahrungsergänzung den Omega-3-Index erneut, zeigt sich die Wirksamkeit deutlich. Der Grad der Zunahme hängt von ganz individuellen Parametern jedes Menschen ab, und natürlich auch von der Dosis und Form der eingenommenen Omega-3-Produkte (96,97). Superba™ Krill-Öl hat einen Vorteil vor allen anderen existierenden Arten von Omega-3-Produkten: Die Omega-3-Fettsäuren in Superba™ Krill-Öl liegen in Form von Phospholipiden vor und können leicht in die Zellmembranen eingebunden werden.

Omega-3-Index und Herzerkrankungen

Ein Omega-3-Index von unter 4 Prozent wird mit einem erhöhten Risiko für Herz-Kreislauf-Erkrankungen in Verbindung gebracht, während ein Omega-3-Index von über 4 Prozent das Risiko für Herzerkrankungen reduziert (Albert 2002). In diesem Zusammenhang untersuchte eine Studie Patienten mit stabiler koronarer Herzkrankheit. Das Ergebnis: Teilnehmer mit einem Omega-3-Index von über 4 Prozent hatten ein um 27 Prozent niedrigeres Sterberisiko im Vergleich zu jenen mit einem Omega-3-Index unter 4 Prozent (98). Daher ist es besonders wichtig, den Omega-3-Index unserer roten Blutkörperchen und im Gewebe zu erhöhen, um das Risiko für koronare Herzerkrankungen zu verringern. In großen randomisierten Interventionsstudien führte die Einnahme von Omega-3-Fettsäuren zu einem erhöhten Omega-3-Index. Dabei reduzierten sich Ereignisse wie plötzlicher Herztod sowie tödliche und nichttödliche Herzinfarkte. Die Überlebensrate und Symptome bei kongestiver Herzinsuffizienz und anderer Herzerkrankungen wurden verbessert (97).

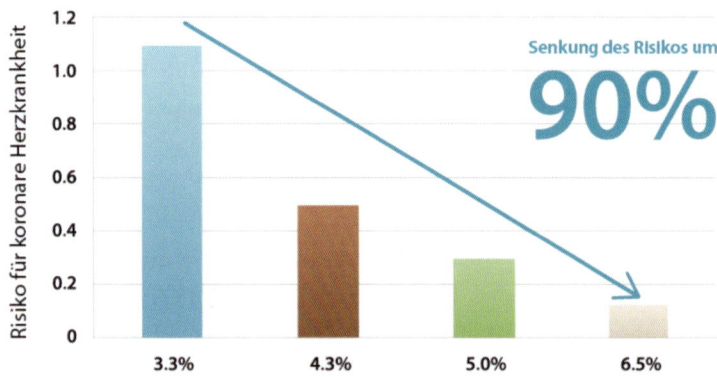

Risiko für koronare Herzkrankheit in Abhängigkeit des Omega-3-Indexes

Albert CM et al. *N Engl J Med 2002;346:1113-1118*

Zusammenhang zwischen dem Omega-3-Gehalt in roten Blutkörperchen und dem Risiko für Herz-Kreislauf-Erkrankungen. Reproduziert nach Harris, WS et al. Pharmacological Research. 2007;55(3):217–23. Mit Erlaubnis von Elsevier Ltd.

Ein niedriger Omega-3-Index steigert das Risiko für Herzkrankheiten. Krill-Öl erhöht den Omega-3-Index und senkt so das Risiko für Erkrankungen des Herzens.

Basierend auf zahlreichen Studien zum Risiko von Herz-Kreislauf-Erkrankungen wurde als Zielvorgabe ein Omega-3-Index zwischen 8 und 11 Prozent angegeben (97). Bei Werten von über 11 Prozent wird das Risiko nicht weiter gesenkt (97). Der Omega-3-Index ist aber nicht nur für das Risiko von Herz-Kreislauf-Erkrankungen ein Biomarker. Ein niedriger Omega-3-Index steht auch in Zusammenhang mit einem erhöhten Risiko, eine Depression (99,100), nachlassende kognitive Leistungen (101), Schlafapnoe (102) und Osteoporose (103) zu entwickeln.

Gesundheitsnutzen von Omega-3-Fettsäuren

Die Einnahme von Omega-3-Fettsäuren wirkt sich laut vieler Studien in vielfältiger Weise günstig auf den Gesundheitszu-

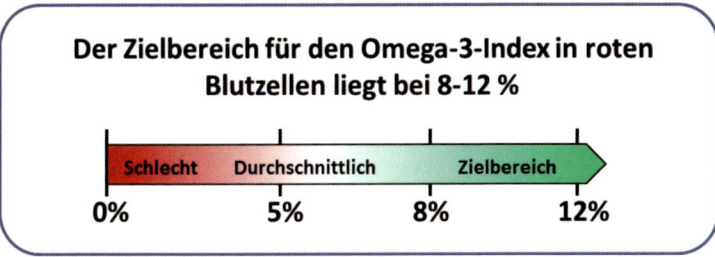

Zielvorgabe für den optimalen Omega-3-Index

stand und die Funktionen unseres Körpers aus und soll auch die Entwicklung von Föten und Babys verbessern.

Der Nutzen von Omega-3-Fettsäuren für die Gesundheit wurde in Tausenden Studien belegt – nicht nur als Prävention und für das allgemeine Wohlbefinden, sondern auch bei der Behandlung von Krankheiten.

Grundsätzlich kann die Wirkung einer Nahrungsergänzung mit Omega-3-Fettsäuren in sechs Bereiche unterteilt werden: (a) Herzerkrankungen, (b) Zentrales Nervensystem, (c) Stoffwechselstörungen, (d) Immunfunktion, (e) Krebs und (f) Weitere.

Nutzen von Omega-3-Fettsäuren für die Gesundheit					
Herz-erkrankungen	**Zentrales Nervensystem**	**Stoffwechsel-störungen**	**Immunfunktion**	**Krebs**	**Weitere**
• Angina pectoris • Herzrhythmus-störung • Vorhofflimmern • Arteriosklerose • Herzinsuffizienz • Bluthochdruck • erhöhter Cholesterinspiegel • erhöhter Triglyceridspiegel • Herzinfarkt	• ADHS • Aggression • Morbus Alzheimer • Bipolare Störung • Demenz • Depression • Dyslexie • Epilepsie • Chorea Huntington • Lernschwäche • Gedächtnis/Wahr-nehmung • Morbus Parkinson • Schizophrenie • Schlaganfall	• Diabetes • Fettleber • Gewichtsverlust, -kontrolle	• Allergien • Arthritis / Gelenkschmerzen • Asthma • Rücken- und Nackenschmerzen • chronische Bronchitis • zystische Fibrose • Entzündungen • entzündliche Darmerkrankungen • Lupus erythematodes • Multiple Sklerose • Pankreatitis • Parodontose • Psoriasis	• Brustkrebs • Kachexie • Krebs (allgemein) • Gebärmutterhals-krebs • Dickdarmkrebs • Lungenkrebs • Prostatakrebs	• Alterung • Athletik • Knochenmineraldichte • trockene Augen • Essstörungen • Ekzeme • Emphyseme • altersbedingte Schwerhörigkeit • frühkindliche Entwicklung • Nierenstörungen • geringes Geburtsgewicht • schlechter Metabolismus • Menopausen-Syndrom • Menstruations-beschwerden • Osteoporose • Schwangerschaft • Raynaud-Syndrom • Spermien-Fertilität • Drogenmissbrauch • Sekundentod • Sonnenbrand / Verbrennungen • Falten

Überblick über den Nutzen von Omega-3-Fettsäuren für die Gesundheit

Wer kann von einer Nahrungsergänzung mit Superba™ Krill-Öl profitieren?

Omega-3-Fettsäuren spielen bei vielen Prozessen in unserem Körper eine bedeutsame Rolle, und sie sind in jeder Phase unseres Lebens wichtig – sogar bereits vor unserer Geburt. Superba™ Krill-Öl ist eine der hochwertigsten Quellen für marine Omega-3-Fettsäuren, die sich, wie die Forschung zeigt, in vielfältiger Weise günstig auf unsere Gesundheit auswirken.

Wissenschaftliche Untersuchungen mit Krill-Öl haben die Einnahme als nützlich belegt für:

1. Die Behandlung der Symptome von Arthritis
2. Das Senken von Entzündungsmarkern wie C-reaktives Protein (CRP)
3. Niedrigere LDL-Cholesterinwerte (das „schlechte" Cholesterin)
4. Höhere HDL-Cholesterin-Spiegel (das „gute" Cholesterin)
5. Die Modulation von Stoffwechselwegen und Stoffwechseldefekten
6. Herzschutz
7. Verbesserung der Lernfähigkeit
8. Einen höheren Omega-3-Fettsäurespiegel im Blut
9. Die Verbesserung emotionaler und physischer Symptome des prämenstruellen Syndroms
10. Die Behandlung entzündlicher Darmerkrankungen (Colitis)

Es wurde nachgewiesen, dass die Nahrungsergänzung mit Krill-Öl die kardiovaskuläre Gesundheit und die kognitive Funktion verbessert und Entzündungsvorgänge verringert.

59

Schwangere Frauen

Omega-3-Fettsäuren, insbesondere DHA, sind äußerst wichtig für die embryonale Entwicklung von Gehirn, Augen sowie des zentralen Nervensystems und können das Risiko für Frühgeburten senken. In Abhängigkeit von der Omega-3-Fettsäuren-Aufnahme der Mutter vor und während der Schwangerschaft werden diese Fettsäuren über die Plazenta an das Baby weitergegeben, wobei das letzte Drittel der Schwangerschaft für das Gehirn und das zentrale Nervensystem des Babys am wichtigsten ist. Die Aufnahme von DHA mit der Ernährung ist für den Fötus, während der Kindheit, der Jugend und im Erwachsenenalter wichtig für:

- Bessere kognitive Fähigkeiten hinsichtlich des Lernens und Verstehens sowie für bessere schulische Leistungen
- Besseres Sehen

Außerdem ist belegt, dass das Risiko eines atopischen Ekzems für einen Säugling reduziert wird, wenn die Mutter während der Schwangerschaft marine Omega-3-Fettsäuren aufnimmt (104). Auch andere Allergien wie z.B. gegen Ei oder Milch traten bei Säuglingen seltener auf, wenn die Mutter ausreichend Omega-3-Fettsäuren zu sich genommen hatte. Sogar für die Schwangerschaft kann eine Nahrungsergänzung mit Omega-3-Fettsäuren hilfreich sein, während günstige Auswirkungen auf eine schwere Depression während der Schwangerschaft und nach der Entbindung möglich, aber noch nicht ausreichend belegt sind (105). Beobachtungsstudien weisen jedoch auf einen Zusammenhang zwischen einer niedrigen Konzentration von Omega-3 Fettsäuren und einem höheren Risiko für postpartale Depressionen hin (106).

DHA spielt eine Schlüsselrolle in der Entwicklung des Gehirns: Im Alter von 6 und 11 Monaten zeigten Babys mit höheren DHA-Spiegeln im Nabelschnurblut eine bessere Entwicklung von Augen und Gehirn.

Schwangeren und stillenden Frauen wird eine tägliche Nahrungsergänzung mit Omega-3-Fettsäuren geraten (105). Und DHA hat kürzlich einen offiziellen Health Claim für die Hirnentwicklung von Föten erhalten, wenn täglich 250 mg eingenommen werden.

Kinder

Stress

Schulkinder stehen heute unter einem wachsenden Erfolgsdruck. Diese gestiegenen Stresslevel können zu Burn-Out und Depressionen schon in jungen Jahren führen. Die Wissenschaft hat mittlerweile erkannt, dass Omega-3-Fettsäuren bei der Stressbewältigung helfen. Der Grund dafür könnte sein, dass bestimmte Stressmediatoren im Körper, wie Hormone und entzündungsfördernde Moleküle, reduziert und reguliert werden. Eine ganze Reihe von klinischen Untersuchungen hat gezeigt, dass stressbedingten Aggressionen und Anfeindungen vorgebeugt werden kann. Nachdem eine Gruppe für sechs Wochen Omega-3-Fettsäuren erhalten hatte, hatte sie im Vergleich zur Placebo-Gruppe ein deutlich reduziertes Stressempfinden (107). Diese Studie zeigte, dass Omega-3-Fettsäuren bei Stress eine vorbeugende Rolle spielen, und dass wir mit den täglichen Belastungen besser zurechtkommen.

Immer mehr deutet darauf hin, dass ein Defizit an Omega-3 zu mentalem Stress und damit verbundenen Problemen beiträgt. Eine Nahrungsergänzung mit EPA und DHA ist ein einfacher und effektiver Weg, Stress zu reduzieren und damit Le-bensqualität und mentale Leistungsfähigkeit zu verbessern.

Aufmerksamkeitsdefizitsyndrom (ADHS)

Omega-3-Fettsäuren sind für Kinder sehr wichtig – vor allem für ihr Gehirn. Kinder brauchen Omega-3-Fettsäuren, um die Lernfähigkeit, Intelligenz und Konzentrationsfähigkeit optimal auszubilden. Kinder, bei denen ein Aufmerksamkeitsdefizitsyn-

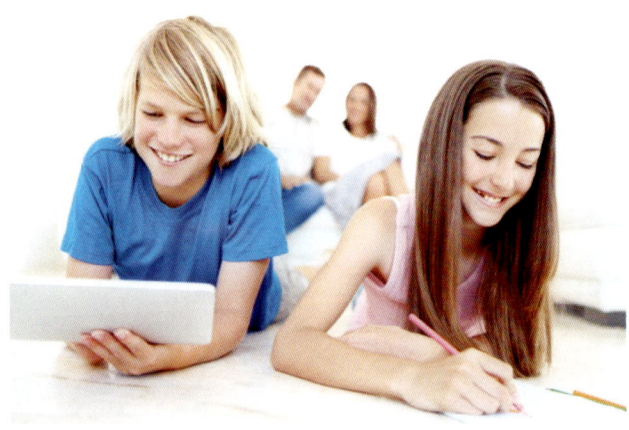

drom (ADHS) diagnostiziert wurde, zeigten ein Ungleichgewicht im Omega-3-Spektrum.

Omega-3-Fettsäuren haben nicht nur antiinflammatorische Eigenschaften, sie können auch die Zusammensetzung der Zellmembranen des zentralen Nervensystems und deren Fluidität beeinflussen. Die Fluidität der Zellmembranen wiederum kann Auswirkungen auf die Neurotransmission im Hirn der Kinder haben. Milte und Kollegen haben im Rahmen einer Studie die Zusammenhänge zwischen den Omega-3- und Omega-6-Spiegeln in den roten Blutkörperchen und dem Lernverhalten untersucht. Die Studie wurde an 75 Kindern mit ADHS im Alter von sieben bis zwölf Jahren durchgeführt. Sie fanden heraus, dass Kinder mit höherem Omega-3-Index weniger ängstlich und schüchtern waren und bessere Lesefähigkeiten hatten. Es zeigte sich auch, dass Kinder mit einem höheren Gehalt der „schlechten" Omega-6-Fettsäuren in den roten Blutkörperchen eine geringer ausgeprägte Lesefähigkeit hatten, das Erlernen und Behalten von Vokabeln schlechter war, das Buchstabieren schwerer fiel und insgesamt die Aufmerksamkeit geringer war. 36 Prozent der Kinder mit Lernschwierigkeiten hatten weniger DHA in den roten Blutzellen als Kinder ohne Lernschwierig-

Das Aufmerksamkeitsdefizitsyndrom (ADHS) ist ein neuropsychiatrisches Leiden, das durch Unaufmerksamkeit, Hyperaktivität und impulsives Verhalten gekennzeichnet ist. Bis zu 7 Prozent aller Schulkinder sind betroffen. Bei Kindern mit ADHS wurden niedrigere DHA-Spiegel in den roten Blutzellen festgestellt. Eine Nahrungsergänzung mit Omega-3 könnte helfen, ADHS-Symptome zu behandeln.

keiten (108). Diese Studie war die erste, die den Omega-3-Index der roten Blutkörperchen bei ADHS-Kindern mit und ohne Lernschwierigkeiten verglich. Die Ergebnisse legen nahe, die Omega-3-Aufnahme bei Kindern mit ADHS zu erhöhen.

Eine aktuelle Meta-Analyse umfasste Versuche, in denen ADHS-Kinder eine Nahrungsergänzung mit Omega-3 erhielten. In insgesamt zehn klinischen Studien wurden 699 Kinder, darunter auch Kinder mit ADHS, mit Omega-3 supplementiert. Diese zeigten einen kleinen, aber signifikanten Effekt in der Verbesserung der ADHS-Symptome. Die EPA-Dosis korrelierte hier deutlich mit der Wirksamkeit der Behandlung. Eine Nahrungsergänzung mit Omega-3 Fettsäuren, insbesondere mit höheren EPA-Dosen, kann in der Behandlung von ADHS wirksam sein.

Aggression

In der westlichen Welt zeigt sich ein dramatischer Anstieg von Aggression und Gewalt unter Schulkindern. Ein Zusammenhang zwischen der niedrigen Einnahme und entsprechend niedrigen Spiegeln von Omega-3-Fettsäuren bei Kindern und deren Gewalt- und Aggressionspotenzial wurde vermutet.

Die Forscher Hibbeln und andere haben untersucht, welches die kausalen Zusammenhänge zwischen Ernährung und Aggression sein könnten (11). Die Kommunikation zwischen Nervenzellen hängt von Neurotransmittern wie Serotonin und Dopamin ab, die an die Rezeptoren der Nervenzellen in der Zellmembran andocken. Omega-3-Fettsäuren sind lange und hochflexible Ketten. Wenn sie in die Membranen der Nervenzellen eingebunden werden, erhöht sich die Elastizität und Fluidität der Membranen, so dass Signale sie effizienter passieren können. Werden aber die „falschen" Fettsäuren eingebunden, können die Neurotransmitter nicht richtig andocken.

Studien deuten darauf hin, dass Omega-3-Fettsäuren Verhaltensprobleme wie Aggression, Feindseligkeit und Neigung zu Jähzorn verbessern können.

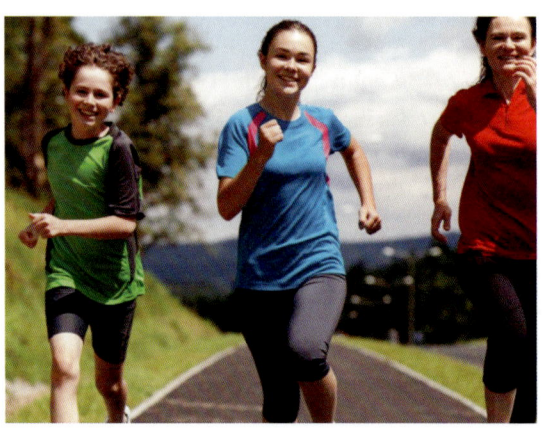

Viele Kinder mögen keinen Fisch. Für sie ist eine Nahrungsergänzung mit Krill-Öl eine ideale Alternative, um dennoch genügend EPA und DHA aufzunehmen, denn die kleinen Kapseln sind leicht zu schlucken.

Frühe entwicklungsphysiologische Defizite von DHA und EPA können die Neurotransmitter-Level in kritischen Entwicklungsperioden des Nervensystems senken und können in einer Kaskade suboptimaler Entwicklungen des Neurotransmittersystems münden.

Bleibende Entwicklungsdefizite können sich in einer gestörten Stressbewältigung, einer geringeren Herzfrequenzvariabilität und höherem Blutdruck manifestieren. Dies wiederum steht mit vielen Verhaltensproblemen in Verbindung. Hilfe kann durch eine Nahrungsergänzung mit Omega-3-Fettsäuren während der frühen Entwicklung und im Erwachsenenalter kommen. Diese zeigt vielversprechende Hinweise, Aggressivität und Gewalt vorbeugen zu können (110).

Eine gute und ausgewogene Ernährung, bei der auch regelmäßig Fisch auf den Tisch kommt, ist die beste Basis für die Gesundheit von Kindern. Viele Kinder mögen Fisch nicht besonders gerne – und nehmen deshalb oft nicht ausreichend marine Omega-3-Fettsäuren auf. Eine sichere und gesunde Alternative ist die Nahrungsergänzung mit Superba™ Krill-Öl. Die Kapseln sind klein und leicht zu schlucken. Außerdem reicht eine geringere Menge, denn Superba™ Krill-Öl hat im Vergleich zu herkömmlichem Fisch-Öl eine höhere Wirksamkeit. Entsprechend weniger Kapseln müssen geschluckt werden. Und: Superba™ Krill-Öl verursacht kein fischiges Aufstoßen oder unangenehmen Nachgeschmack, der die Akzeptanz bei Kindern beeinträchtigen könnte.

Mentale Gesundheit: Stimmung, Stress, Depression und Aggression

„Wenn wir die Geschichte der Evolution betrachten, zeigt sich, dass die frühe Entwicklung von Photorezeptoren, Nervensystemen und Hirnen in Zusammenhang mit [der] vorherrschenden Verfügbarkeit von Omega-3-Fettsäuren steht. So kommt es, dass sowohl die Photorezeptoren als auch die synaptischen Verbindungen überwiegend Omega-3-Fettsäuren nutzen", schreibt Michael Crawford in seinem richtungsweisenden Artikel „Die frühe Entwicklung und Evolution des menschlichen Gehirns" von 1990 (111).

Bezogen auf seine Trockenmasse besteht das Gehirn zu 60 Prozent aus Fett und in den Membranen der Nervenzellen nehmen essenzielle Fettsäuren einen Anteil von 20 Prozent ein. Die Synapsen, oder die Verbindungen unter den Nervenzellen, enthalten sogar noch höhere Konzentrationen essenzieller Fettsäuren, mit bis zu 60 Prozent DHA.

DHA ist für die frühzeitige Gehirnentwicklung unverzichtbar. Auch im späteren Leben ist eine regelmäßige Aufnahme von DHA essenziell für die normale Funktion von Gehirn und Augen.

DHA und EPA sind für das menschliche Gehirn besonders wichtig. Sie fungieren in Zellmembranen, wo sie an Phospholipidmoleküle gebunden sind und zur Flexibilität dieser Membranen beitragen. EPA und DHA agieren als Bausteine und als „Schmierstoff" für die Gehirnzellen. Der höchste Gehalt an Omega-3-Fettsäuren findet sich in den dynamischsten Memb-

65

ranen (z.B. Netzhaut, Gehirn und Spermatozoen), wahrscheinlich aufgrund ihrer fluidisierenden Eigenschaften.

DHA ist nachweislich auch für die prä- und postnatale Entwicklung des Gehirns unverzichtbar, während EPA wahrscheinlich einen höheren Einfluss auf Verhalten und Stimmung hat. Sowohl DHA als auch EPA generieren neuroprotektive Moleküle. In kontrollierten, randomisierten Doppelblindstudien zeigte sich, dass eine Kombination aus DHA und EPA einen positiven Einfluss auf ADHS, Autismus, Dyspraxie, Dyslexie und Aggression haben. Für Gemütserkrankungen (affektive Störungen) bestätigen Meta-Analysen einen Nutzen bei schwerer Depression und bipolaren Störungen. Vielversprechende Resultate wurden auch bei Schizophrenie beobachtet und erste Erfolge auch bei Borderline-Störungen. Ein beschleunigter Abbau der kognitiven Fähigkeiten und leichte kognitive Beeinträchtigungen korrelieren mit niedrigeren Spiegeln von DHA und EPA im Hirngewebe. Eine Nahrungsergänzung verbesserte jedoch kognitive Funktionen.

Das in Krill-Öl vorkommende Astaxanthin verringert oxidative Schäden im Gehirn und kann helfen, das Nervensystem zu schützen.

Forscher fanden heraus, dass DHA einen gewissen Nervenschutz bietet (112), und dass niedrigere DHA-Spiegel in den roten Blutzellen – ein wichtiger Indikator für die DHA-Aufnahme – mit einem geringeren Hirnvolumen in Verbindung stehen (101). Da die Konzentration von DHA im Gehirn von der Nahrungsaufnahme abhängt, sollte der Bedarf an DHA entweder durch eine entsprechende Ernährung oder durch Nahrungsergänzungsmittel wie Krill-Öl gedeckt werden.

Krill-Öl enthält signifikante Mengen an DHA. DHA ist bekanntermaßen eine wichtige Komponente der Phospholipide in den Zellmembranen des Nervensystems und wichtig für Hirnfunktion und -stoffwechsel. Darüber hinaus scheint DHA eine neuroprotektive, also nervenschützende Wirkung zu haben (113–

116). Krill-Öl enthält auch Phospholipide, die Bestandteile aller Zellmembranen sowie der Nervenfasern im Gehirn sind.

Die Forschung belegt, dass die DHA-Level im Gehirn durch eine Supplementierung mit Superba™ Krill-Öl deutlich ansteigen (21). Nach einer Nahrungsergänzung mit Fisch-Öl hingegen konnten die Wissenschaftler keine signifikanten Steigerungen des DHA-Spiegels im Gehirn nachweisen. Das lässt darauf schließen, dass Omega-3-Fettsäuren, die an Phospholipide gebunden sind, eine höhere Bioverfügbarkeit haben, denn sie sind in der Lage, die Blut-Hirn-Schranke leichter zu passieren als an Triglyceride gebundene Omega-3-Fettsäuren.

Krill-Öl enthält auch Astaxanthin, ein wirksames Antioxidans, das ebenfalls die Blut-Hirn-Schranke passieren kann. Wissenschaftler haben entdeckt, dass Astaxanthin die Entstehung freier Radikale reduziert und Neuronen schützt (117,118). Der neuroprotektive Effekt von Astaxanthin liegt wohl in seiner Verbindung aus antioxidativer und antiinflammatorischer Wirkung begründet, sowie in seiner Fähigkeit, die Funktion der Mitochondrien zu schützen und zu verbessern. Diese sind Organellen, die in den Zellen für die Energieproduktion verantwortlich sind.

Mentale Erkrankungen sind oft mit niedrigen Omega-3-Fettsäurespiegeln im Blut verbunden.

Die Phospholipide in Superba™ Krill-Öl liefern DHA und EPA sowie Antioxidantien und haben so eine synergetische Dreifachwirkung auf die Zellmembranen. Dies könnte die Bandbreite klinischer Anwendungen zukünftig erweitern (119).

Aggression

Unsere Ernährung beeinflusst neben unserem Gehirnstoffwechsel auch unsere Stimmung und unsere mentale Stabilität. Die Aufnahme von Koffein, höheren Mengen an Phosphaten, vielen

Kohlenhydraten und andere ernährungsbezogene Faktoren haben einen stimulierenden oder überstimulierenden Einfluss auf den Hirnstoffwechsel. Dieser verstärkte Stress kann nicht nur zu einem erhöhten Aggressionspotenzial führen, sondern auch zu Burn-Out mit Müdigkeit und Depression. Fettsäuren spielen im Hirnstoffwechsel ebenfalls eine wichtige Rolle und können Stimmung und Aggression beeinflussen. Eine erste Studie belegte, dass eine höhere Aufnahme von Transfettsäuren Reizbarkeit und Aggression verstärkt (120).

Depression

Verschiedene epidemiologische Studien legen nahe: Depressionen sind oft mit niedrigen Omega-3-Fettsäurespiegeln verbunden, und eine erhöhte Aufnahme dieser Fettsäuren könnte in der Behandlung und Prävention depressiver Störungen hilfreich sein.

Millionen von Menschen leiden unter Dauerstress, der häufig zu Depressionen und Burn-Out führt. Starke wiederkehrende Gemütsstörungen einschließlich schwerer Depressionen und bipolarer Störungen stehen in Verbindung mit psychosozialen Erkrankungen und früherem Tod – hauptsächlich durch Selbstmord und Herz-Kreislauf-Erkrankungen. Psychopharmaka, die zur Behandlung solcher Störungen eingesetzt werden, haben häufig nur eine begrenzte Wirksamkeit und vor allem Nebenwirkungen. Deshalb ist es wichtig, für solche Erkrankungen sichere und effektive Behandlungsmethoden zu entwickeln oder diese zu ergänzen.

Die Evidenzlage weist aktuell darauf hin, dass ein Defizit der langkettigen Omega-3-Fettsäuren häufig mit schwerer Depression und Borderline-Störungen einhergeht.

Die Ätiologie von Omega-3-Defiziten bei depressiven Menschen und Borderline-Patienten kann sowohl mit genetischen Faktoren als auch mit Umweltfaktoren zusammenhängen. Eine Nahrungsergänzung mit Omega-3-Fettsäuren ist sicher, wird auch bei langfristiger Einnahme gut vertragen und kann ein Defizit von Omega-3-Fettsäuren bei Menschen mit Depressionen und Borderline-Störungen korrigieren. Sie ergänzt die therapeutische Wirkung von Psychopharmaka in der Behandlung von Depressionen und kann die Suizidrate reduzieren. Wägt man den Nutzen einer Nahrungsergänzung mit Omega-3-Fettsäuren ab, zeigt sich, dass ein Defizit bei depressiven und Borderline-Patienten diagnostiziert und behandelt werden sollte – und dass eine präventive Gabe besonders bei Menschen mit einem hohen Erkrankungsrisiko ratsam ist (121).

Eine aktuelle Meta-Analyse fünf gepoolter klinischer Studien an mehr als 291 Patienten mit bipolaren Depressionen zeigte eine signifikante Wirkung zugunsten einer Nahrungsergänzung mit Omega-3-Fettsäuren – bipolare depressive Symptome könnten durch eine Therapieergänzung mit Omega-3-Fettsäuren verbessert werden (122).

Omega-3-Fettsäuren können unproblematisch mit allen gängigen Antidepressiva kombiniert werden. Eine Studie über acht Wochen aktiver Behandlung zeigte, dass eine Kombination von marinen Omega-3-Fettsäuren mit dem Antidepressivum Citalopram bei 42 Patienten die Symptome deutlicher verringerte als nur das Medikament allein. Eine Kombination von Omega-3-Fettsäuren mit einem Antidepressivum könnte daher in der Erstbehandlung von Depressionen von Vorteil sein (123).

Angstzustände und Panikattacken

Viele junge Menschen leiden an Angstzuständen und an Panikattacken – Grund sind oft schwierige Lebenssituationen wie Arbeitslosigkeit oder bevorstehende Prüfungen in Schule oder Universität.

In einer neuen Studie an 68 Medizinstudenten zeigte eine Nahrungsergänzung mit EPA und DHA im Vergleich zu Placebos

Eine Nahrungsergänzung mit Omega-3-Fettsäuren kann bei der Behandlung neurologischer und psychiatrischer Störungen hilfreich sein, auch in Verbindung mit Arzneimitteln.

Eine aktuelle Meta-Analyse zeigte, dass besonders EPA in der Behandlung von Depressionen wirksam ist.

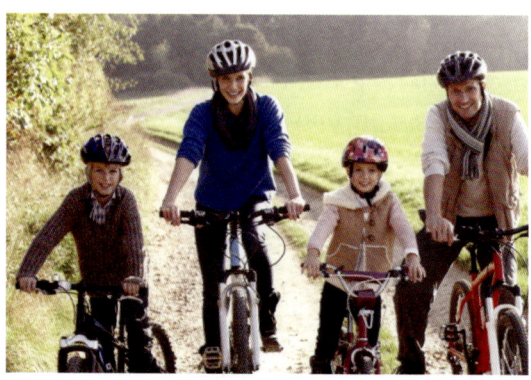

einen Rückgang von Entzündungen um 14 Prozent und von Angstsymptomen um 20 Prozent (124). Diese Ergebnisse legen nahe, dass EPA und DHA auch bei gesunden, jungen Erwachsenen Entzündungen und Angstzustände reduzieren können. Das weist zum ersten Mal darauf hin, dass eine Nahrungsergänzung mit EPA und DHA auch bei Menschen ohne diagnostizierte Angststörung hilfreich sein kann.

Veganer und Vegetarier

Mehr und mehr Menschen möchten auf jegliche Nahrung tierischen Ursprungs verzichten. Wer weniger Fleisch zu sich nimmt, reduziert auch die Aufnahme von Cholesterin, gesättigten Fettsäuren und den entzündungsfördernden Omega-6-Fettsäuren. Veganer und Vegetarier, die keinen Fisch essen, nehmen nur kurzkettige Omega-3-Fettsäuren aus Pflanzen zu sich. Diese müssen dann wieder in die langkettigen Fettsäuren EPA und DHA umgewandelt werden. Dieser Umwandlungsprozess im Körper ist jedoch ineffizient, das Resultat kann ein sehr niedriger Omega-3-Index sein. Liegt der Omega-3-Index bei weniger als 4 Prozent, kann sich der Alterungsprozess beschleunigen und das Risiko von Herzerkrankungen, Immunschwäche, Depressionen und Stimmungsschwankungen steigt. Wer davon betroffen ist, sollte wie Pescetarier zumindest Fisch essen oder auf eine Nahrungsergänzung wie Superba™ Krill-Öl zurückgreifen.

Es mag sein, dass die Einnahme „mariner" Omega-3-Fettsäuren gegen die Überzeugung vieler Vegetarier und Veganer ist. Dennoch kann Superba™ Krill-Öl auch für diese Gruppe eine gute Omega-3-Ergänzung sein. Ein weiterer Punkt: Dieses marine Produkt fügt der Umwelt keinen Schaden zu.

Superba™ Krill-Öl ist ein umweltfreundliches und nachhaltiges Produkt. Statt kurzkettiger Omega-3-Fettsäuren (wie jene aus Pflanzen) liefert Krill-Öl langkettige Omega-3-Fettsäuren.

Das Immunsystem

Omega-6-Fettsäuren fördern Entzündungen, die wiederum das Immunsystem zum Kampf gegen körpereigene Zellen anregen. Folglich kann eine hohe Aufnahme von Omega-6-Fettsäuren dazu führen, dass Autoimmunerkrankungen wie Asthma, Allergien, Psoriasis, Multiple Sklerose, Rheumatismus und viele andere entwickelt werden.

Selbst wenn Omega-6-Fettsäuren das Immunsystem bei gesunden Menschen aktivieren, unterdrücken sie die Immunantwort auf Bakterien und Viren, was zu einem erhöhten Infektionsrisiko führen kann. Dies ist besonders ausgeprägt bei Veganern, Vegetariern, Schwangeren, Sportlern und älteren Menschen.

Omega-3-Fettsäuren hingegen bewirken das Gegenteil. Einerseits wirken sie anti-entzündlich, beruhigen ein überaktives Immunsystem und bremsen es im Kampf gegen den eigenen Körper. Andererseits erhöhen sie die Immunantwort auf Bakterien und Viren, verbessern so die Wirkung unseres Immunsystems und verstärken den Schutzschild gegen Infektionen.

Frauen

Das Prämenstruelle Syndrom (PMS) beschreibt eine ganze Bandbreite körperlicher und psychischer Symptome, die mit dem weiblichen Hormonzyklus in Verbindung stehen. Viele Frauen leiden am prämenstruellen Syndrom, und viele Frauen im gebärfähigen Alter – bis zu 85 Prozent – kennen Symptome wie einen aufgeblähten Bauch oder Brustspannen aus eigener Erfahrung.

Die körperlichen und psychischen Symptome des PMS variieren natürlich von Frau zu Frau, doch das individuelle Muster wiederholt sich regelmäßig während der zehn Tage vor der Periode. Die Symptome verschwinden dann kurz vor oder nach dem Einsetzen der Blutung.

Reizbarkeit, Stimmungsschwankungen, Blähbauch und Brustspannen sind Symptome des Prämenstruellen Syndroms (PMS). Eine Studie zeigte, dass Krill-Öl nach 45 und 90 Tagen nicht nur die emotionalen Symptome (psychische Belastung, Depression, Reizbarkeit) verbessern kann, sondern auch die körperlichen. Fisch-Öl hingegen hatte nur Auswirkungen auf die körperlichen Beschwerden.

Insgesamt werden mehr als 200 verschiedene Symptome mit dem PMS in Verbindung gebracht. Die drei vorherrschenden sind jedoch Reizbarkeit, Dysphorie (Niedergeschlagenheit) und Spannungsgefühle (125).

Andere emotionale und unspezifische PMS-Symptome sind das Gefühl von Stress, Ängstlichkeit, Einschlafstörungen, Kopfschmerzen, Müdigkeit, Stimmungsschwankungen, erhöhte emotionale Empfindsamkeit und Veränderungen in der Libido (125). Körperliche Symptome in Zusammenhang mit dem Zyklus umfassen einen aufgeblähten Bauch, Bauchkrämpfe, Verstopfung, geschwollene und spannende Brüste, zyklisch bedingte Akne sowie Gelenk- oder Muskelschmerzen.

In einer randomisierten klinischen Doppelblindstudie wurde 70 Frauen mit PMS entweder eine Nahrungsergänzung mit *E. superba* Krill-Öl oder herkömmlichem Fisch-Öl verabreicht (126). Als Nebenziel wurde die Wirksamkeit von Krill-Öl mit der von

Fisch-Öl verglichen. Während des ersten Monats der Studie erhielten 36 Frauen einmal täglich zu einer Mahlzeit 2 Gramm
Krill-Öl, während die aus 34 Frauen bestehende Kontrollgruppe
einmal täglich 2 Gramm Fisch-Öl bekam. Während der beiden
Folgemonate wurde die Dosierung geändert, die Nahrungsergänzung wurde nur noch acht Tage vor und zwei Tage während
der Menstruation verabreicht. Alle Frauen mussten einen Fra-
gebogen zur Selbsteinschätzung mit Fragen zum PMS ausfüllen. Dieser basierte auf den Kriterien des American College of
Obstetricians and Gynaecologists (Geburtshilfe und Gynäko-
logie) und rangierte von „0" für keine Symptome bis „10" für
unerträglich. Das Ausfüllen erfolgte jeweils zu Beginn sowie bei
einer Visite nach 45 und nach 90 Tagen.

Die Studie zeigte eine deutlichere Wirkung von Krill-Öl aus
E. superba. Es reduzierte die emotionalen wie körperlichen
PMS-Symptome nach 45 und 90 Tagen der Behandlung im
Vergleich zum Beginn deutlich. In der Fisch-Öl-Gruppe konn-
te nach 45 Tagen eine statistisch wahrnehmbare Verbesserung
nur bei Symptomen wie Gewichtszunahme und Unterbauch-
schmerzen festgestellt werden.

Andere körperliche und psychische Symptome konnten in der
Fisch-Öl-Gruppe nach 90 Tagen nicht erkennbar verbessert
werden, außer wiederum Gewichtszunahme, Unterbauch-
schmerzen und Blähbauch. Außerdem nahmen die Frauen,
die Krill-Öl bekommen hatten, nach 45 und 90 Tagen deutlich
weniger Mittel gegen Menstruationsschmerzen als zu Studien-
beginn. Auch im Vergleich zur Fisch-Öl-Gruppe nahmen sie
während der zehn Behandlungstage weniger Analgetika ein.
Die Ergebnisse weisen darauf hin, dass Krill-Öl eine gesunde
Alternative ist und helfen kann, PMS-Symptome zu verringern,
wenn vor und während der Periode jeweils 2 Gramm pro Tag
eingenommen werden.

Außerdem zeigte sich, dass Frauen, die mehr Omega-3-Fettsäuren zu sich nehmen, eine höhere Knochendichte haben. Das weist darauf hin, dass Omega-3-Fettsäuren auch in der Osteoporose-Prävention hilfreich sein könnten (127).

Körperliche Leistungsfähigkeit und Omega-3-Fettsäuren

Auch im Sport und bei körperlicher Betätigung sind Omega-3-Fettsäuren wichtig. Bei Versuchen mit Ratten zeigte sich, dass die Gabe von EPA und DHA im forcierten Schwimmtest die Ausdauer fördert (128–132). Obgleich Omega-3-Fettsäuren die Leistung bei Tieren zu erhöhen scheinen, konnten Studien keine Verbesserung der körperlichen Leistungsfähigkeit bei trainierten Sportlern nachweisen (133,134). Auch wenn es keine direkte Auswirkung auf die Leistungsfähigkeit gibt, können Profi- wie Freizeitsportler in verschiedenster Weise von einer Nahrungsergänzung mit Omega-3-Fettsäuren profitieren.

Sportler haben meistens einen niedrigen Omega-3-Index

In einer ersten Studie mit deutschen Athleten wies nur einer von 96 Teilnehmern einen Omega-3-Index von 8–11 Prozent auf. 95 Sportler hatten niedrigere und suboptimale EPA- und DHA-Spiegel in ihren roten Blutzellen (Kemper et al., unveröffentlicht). Dementsprechend hatten die meisten Studienteilnehmer niedrige Omega-3-Spiegel und damit ein unnötig hohes Risiko für Erkrankungen wie kongestive Herzinsuffizienz, Depression, Rückgang der kognitiven Fähigkeiten, Schlafapnoe, Osteoporose, Immunsuppression und Entzündungen.

Eine Erklärung, weshalb Profisportler einen niedrigen Omega-3-Index haben, könnte ihr erhöhter Fettstoffwechsel sein. Die

Sportler verbrennen mehr Omega-3-Fettsäuren zur Energiegewinnung als untrainierte Menschen. Daher ist es für Sportler besonders wichtig, ihre Nahrung mit Krill-Öl zu ergänzen – für ihre Gesundheit und zur Unterstützung von Leistungsfähigkeit und Regeneration.

meisten Fettsäuren, die sie aufnehmen, werden als Energie verbrannt – einschließlich der Omega-3-Fettsäuren. Vor allem Sportler sollten eine Nahrungsergänzung mit Omega-3-Fettsäuren abends einnehmen. Dann hat der Körper genug Zeit, diese über Nacht aufzunehmen und ins Gewebe einzubinden, anstatt sie als Energie zu verbrennen oder zu speichern.

Superba™ Krill-Öl ist für Sportler eine der besten Quellen für Omega-3-Fettsäuren. Denn die Omega-3-Phospholipide in Krill-Öl werden in geringerem Maß als Energie verbrannt und zu einem höheren Anteil ins Körpergewebe eingebunden als Omega-3-Fettsäuren in Triglyceridform aus herkömmlichem Fisch-Öl.

Omega-3 schützt das Sportlerherz

Unabhängig von der Art des Sports: Jeder, der eine Sportart ernsthaft betreibt, setzt seinen Körper einem enormen Stress aus, besonders das Herz. Ein bestimmtes Maß an körperlicher Aktivität ist gut für das Herz-Kreislauf-System, aber zu viel kann für das Herz gefährlich werden und im schlimmsten Fall sogar zum plötzlichen Herztod führen. Jedes Jahr sterben daran junge, trainierte Sportler, darunter Fußballer, Radfahrer und Läufer. Auch bei großen Laufveranstaltungen wie Marathons kommt es immer wieder vor, dass Sportler Herzinfarkte erleiden oder versterben. Gerade wer regelmäßig anstrengendes Training absolviert, sollte sich besonders gut um sein Herz kümmern und sicherstellen, dass eine ausreichende Menge der schützenden Omega-3-Fettsäuren aufgenommen wird.

Bei der Supplementation von Sportlern mit EPA und DHA zeigte sich, dass die Herzfrequenz bei sub-maximalem Training gesenkt wird, denn das Schlagvolumen und Herzzeitvolumen erhöhen sich (135–137). Das bedeutet, dass Herz und Muskeln den vorhandenen Sauerstoff während des Trainings effizienter nutzen (135–137). Das ist für jeden wichtig, der Sport treibt, sei es für die Fitness oder für die Gesundheit. Das Training setzt Herz und Muskeln weniger unter Stress. Und nach dem Training sinkt die Herzfrequenz schneller (136), was für Sportarten wie Biathlon von Vorteil ist.

EPA und DHA verbessern die Lungenfunktion

Viele Sportler haben Probleme mit ihren Lungen und Probleme beim Atmen. Viele leiden sogar unter Asthma, das durch Training hervorgerufen wird und Medikamente erfordert, die das Atmen erleichtern. Eine trainingsinduzierte Bronchienverengung ruft bei Menschen mit überempfindlichen Atemwegen mit und ohne Asthma durch starke körperliche Aktivität eine akute Verengung der Atemwege hervor. Studien haben gezeigt, dass Entzündungsmediatoren und die Muskelkontraktionen im weichen Teil der Atemwege die zentralen Komponenten in der Entstehung von belastungsinduzierter Bronchokonstriktion, auch „Belastungsasthma" genannt, sind. Es gibt hierzu unterschiedliche medikamentöse Behandlungsansätze, doch auch bei optimaler Behandlung halten die Symptome oft an.

Omega-3-Fettsäuren können trainingsbedingtes Asthma und die Lungenfunktion verbessern.

Während die tägliche Medikation nur einen geringen Schutz vor Symptomen bietet, kann der regelmäßige Gebrauch dazu führen, dass die Wirksamkeit verringert wird. Belastungsasthma wird meist medikamentös behandelt, doch auch durch eine Veränderung der Ernährung könnten Symptome gemildert werden. Insbesondere zeigte sich, dass eine Einnahme von Omega-3-Fettsäuren über drei Wochen hinweg eine durch Training hervorgerufene Verengung der Atemwege und Entzündungen reduziert, und dass Sportler sowie andere Menschen mit Belastungsasthma weniger Medikamente einnehmen müssen.

EPA und DHA verbessern die Verformbarkeit roter Blutzellen

Eine Nahrungsergänzung mit marinen Omega-3-Fettsäuren steigert deren Konzentration in den Membranen der roten Blutkörperchen. Dies wiederum erhöht die Verformbarkeit (138) und reduziert die Aggregation, also die Verklumpung roter Blutzellen (139). Für Sportler kann das sehr wichtig sein, denn so kann sehr viel Sauerstoff in die kleinen Blutgefäße in den Muskeln transportiert werden. Rote Blutkörperchen werden oft beschädigt, besonders jene in den Füßen beim Laufen. Eine höhere Flexibilität hält sie länger intakt.

EPA und DHA verbessern den Blutfluss

Es ist bekannt, dass EPA und DHA durch ihre Wirkung auf die Blutgefäße den Blutfluss verbessern und Bluthochdruck verringern. Während des Trainings reduziert ein besserer Blutfluss Muskelschäden und verkürzt die Erholungsphase. Untrainierte Personen hatten während der Behandlung mit 1,8 Gramm EPA und DHA im Vergleich zur Kontrollgruppe nach anstrengendem Training weniger Schmerzen (140).

EPA und DHA verbessern die Leistung bei untrainierten Menschen

Bei untrainierten älteren Frauen zeigten sich nach der Einnahme von täglich 2 Gramm EPA und DHA vor und während des Trainings für 60 Tage größere Steigerungen bei Muskelkraft und körperlicher Leistungsfähigkeit – im Vergleich zur Situation ohne Nahrungsergänzung (141). Bei untrainierten Personen, nicht aber bei Sportlern, wurde die Entzündungsreaktion nach anstrengendem Training abgeschwächt, wenn vorher sechs Wochen lang 2 Gramm EPA und DHA täglich gegeben wurden (142–144). In diesen Studien wurden mit widersprüchlichen

Untrainierte Menschen können durch eine Nahrungsergänzung mit Omega-3 Muskelstärke und Leistungsfähigkeit verbessern.

Ergebnissen verschiedene biochemische Parameter von Entzündungsreaktionen gemessen (142,145). Bei einer Beobachtungsstudie an Patienten mit Erkrankungen der Herzkranzgefäße korrelierte der Omega-3-Index mit Trainingszeit und Leistung sowie mit der Verringerung der Herzfrequenz nach dem Training (145).

Interview mit Ole Einar Björndalen

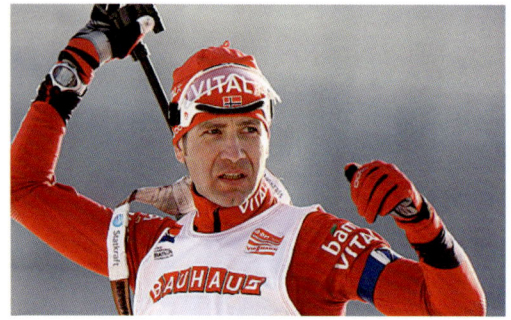

Ole Einar Björndalen ist einer der erfolgreichsten Biathleten aller Zeiten. Trotz seines „reifen" Alters von 39 Jahren zählt der Norweger noch immer zu den Besten – und er hat nicht vor, seine Karriere zu beenden. Um seine körperliche Leistungsfähigkeit zu verbessern, setzt er seit einigen Jahren auf die gezielte Zufuhr von Nährstoffpräparaten wie Superba™ Krill-Öl.

Ole Einar Björndalen (Norwegen). Der erfolgreichste Biathlet aller Zeiten.

Herr Björndalen, Ihre Biathlon- und Langlaufleistungen sind herausragend. Was ist das Geheimnis Ihres Erfolges?
Das ist kein Geheimnis. Ich arbeite hart, um meine Ziele zu erreichen. Für meine Fähigkeiten und meine Fitness trainiere ich seit vielen Jahren kontinuierlich. Mit der Unterstützung durch meine Familie und dem festen Glauben an meine Ziele war ich glücklicherweise sehr erfolgreich.

An wie vielen Rennen nehmen Sie pro Jahr durchschnittlich Teil?
Ich gehe jedes Jahr bei etwa 30 bis 40 Rennen an den Start.

Mit 39 Jahren ist Ihre Leistungsfähigkeit noch immer auf einem ähnlichen Niveau wie vor zehn oder 15 Jahren. Fällt es

Ihnen heute schwerer, mit den jüngeren Konkurrenten mitzuhalten?

Die Konkurrenz war schon immer hart, auch in jungen Jahren. Auf der Piste spüre ich keinen großen Unterschied zu früher. Allerdings merke ich schon, dass ich nach körperlichen Anstrengungen längere Pausen benötige als vor 15 Jahren.

Welchen Stellenwert nehmen Erholungsphasen für Sie ein?

Man könnte ja meinen, das Leben eines Biathleten sei ziemlich gut. Nach der viermonatigen Wettkampfphase folgt eine Pause von acht Monaten. Allerdings ist es tatsächlich so, dass gute Athleten in der wettkampffreien Zeit aufgebaut werden. Obwohl die Wettkampfphase im März oder April endet, muss ich gestehen, dass es in den vergangenen 19 Jahren nicht einen Tag gab, an dem ich keinen Sport gemacht habe. Ich weiß natürlich, dass Training und Erholung im Gleichgewicht stehen müssen. Der Körper muss sich erholen und sich auf die nächsten Herausforderungen vorbereiten. Das braucht Zeit. Nach 90 Minuten intensiver Belastung benötigt man etwa 24 Stunden für die Regeneration. Nach einem Trainingslager dauert es sogar mehrere Tage, bis man die positiven Auswirkungen der Belastung spürt. Das Problem dabei ist, dass man hundertprozentig fit bleiben muss, um seinen Trainingsplan einhalten zu können. Falls ich krank werde, so wie es mir während des letzten Weltcups ergangen ist, muss ich meinem Körper die doppelte oder sogar die dreifache Erholungszeit gönnen – zum einen die Zeit, um mich vom Wettkampf, zum anderen die Zeit, um mich von der Infektion zu erholen. Erholungsphasen sind für jeden Athleten entscheidend, insbesondere für Sportler meines Alters. Es gibt einige grundlegende Anforderungen an die Ernährung, um den Regenerationsprozess zu unterstützen. Zu den wichtigsten zählt die Aufnahme

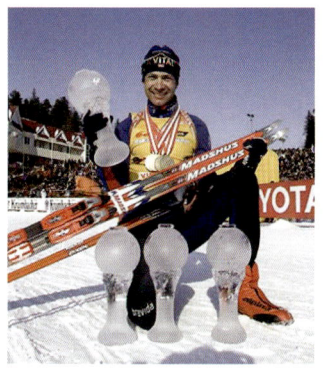

Ole Einar Björndalen gewinnt bei den Weltmeisterschaften 2005 im österreichischen Hochfilzen vier Goldmedaillen.

79

von essenziellen Fettsäuren, die für die muskuläre Regeneration benötigt werden.

Inwieweit unterscheidet sich Ihre Ernährung während der Wettkampfphasen von der Ernährung in der wettkampffreien Zeit?

In Wettkampfzeiten muss ich jedes Detail besonders gut planen. Wenn keine Wettkämpfe anstehen, kann ich weniger strikt sein. Dennoch ist eine gute Planung das A und O, um während des Trainings, aber insbesondere für den Wettkampf optimal vorbereitet zu sein.

Welche Rolle spielt eine ausgewogene Ernährung für Ihre Leistungsfähigkeit?

Ernährung ist wichtig, keine Frage. Das Entscheidende dabei ist für mich, dass sie zu meiner Gesundheit beiträgt und mein Immunsystem unterstützt. Leider fehlt in Wettkampf- und in Trainingsphasen oft die Zeit, mich so vielfältig und abwechslungsreich zu ernähren, wie ich es gerne tun würde. Um sicherzustellen, dass ich durchgehend und ausreichend mit den wichtigsten Nährstoffen versorgt bin, greife ich zusätzlich zu Nahrungsergänzungsmitteln.

Hatte Sporternährung damals, als Sie ihre Karriere begannen, bereits einen solch hohen Stellenwert wie heute?

Nein, dieses Thema ist in den vergangenen Jahren deutlich wichtiger geworden. Allerdings habe ich schon immer Wert darauf gelegt, mich abwechslungsreich und ausgewogen zu ernähren. Gleichzeitig gibt es viele ernährungsbezogene Aspekte, die man optimieren kann – auch durch die Einnahme geeigneter Nahrungsergänzungsmittel. Jeder Leistungssportler versucht das eine oder andere, um seine Ernährung zu optimieren – und es gibt immer noch Luft nach oben.

Gibt es Ernährungsexperten in Ihrem direkten Umfeld, die Sie beraten?

Natürlich beschäftigen sich auch die Trainer und meine Teamkollegen mit Ernährung. Darüber hinaus gibt es einen Ernährungsberater an unserem norwegischen Olympiastützpunkt, der mir immer wieder gute Tipps gibt.

Folgen Sie speziellen Regeln oder Richtlinien, wenn es um Ernährung geht?

Die einzigen Ernährungsregeln, denen ich folge, sind abwechslungsreich und gesund zu essen und dabei essenzielle Nährstoffe wie Omega-3-Fettsäuren aus Superba™ Krill-Öl zu supplementieren.

Wann haben Sie Superba™ Krill-Öl als Nahrungsergänzung für sich entdeckt?

Vor einigen Jahren habe ich das norwegische Krillfischerei-Unternehmen Aker BioMarine kennengelernt, den Hersteller von Superba™ Krill-Öl. Aker BioMarine ist ein Unternehmen, dem ich vertrauen kann, deshalb nehme ich seit 2009 täglich Superba™ Krill-Öl. Das Produkt wird regelmäßig analysiert und ist absolut rein. Ich würde niemals zu einem Präparat greifen, dem ich nicht trauen kann.

Wieso genau nehmen Sie Krill-Öl und in welchen Mengen?

Ich ernähre mich gesund und esse dabei auch viel fettreichen Fisch. Allerdings ist mir die Versorgung mit Omega-3-Fettsäuren so wichtig, dass ich täglich zusätzlich zu Nahrungsergänzungsmitteln greife. Superba™ Krill-Öl von Aker BioMarine ist für mich die beste Wahl. Ich kann mir sicher sein, dass das Produkt nachhaltig, rein und zu 100 Prozent zurückverfolgbar ist – bis zu den sauberen antarktischen Gewässern, in denen der Krill gefangen wurde. Außerdem sind die Omega-3-Fettsäuren in Superba™ Krill-Öl an Phospholipide gebunden, wodurch sie maximal bioverfügbar sind. Und da die Kapseln klein und leicht zu schlucken sind, sind sie gut bekömmlich ohne fischigen Nachgeschmack oder unangenehmes Aufstoßen. Ich nehme täglich 1 Gramm Superba™ Krill-Öl ein.

Welche Effekte erhoffen Sie sich durch die Einnahme von Superba™ Krill-Öl?

Kurzfristig geht es mir darum, Infekten vorzubeugen. Aber da Omega-3-Phospholipide wichtig für den gesamten Körper sind, nehme ich Krill-Öl auch zur langfristigen Unterstützung meiner Gesundheit.

Würden Sie sagen, dass eine Nahrungsergänzung mit Krill-Öl nur für Hochleistungssportler wichtig ist, oder würden Sie es auch Hobbysportlern empfehlen?

Es kommt nicht darauf an, ob Sie Sportler sind oder nicht. Jeder kann von den Vorzügen der Omega-3-Phospholipide in Superba™ Krill-Öl profitieren. Deshalb würde ich jedem eine Nahrungsergänzung mit Krill-Öl empfehlen, der nicht mindestens drei oder vier Mal pro Woche fettreichen Fisch isst.

Welche Ziele haben Sie sich für die kommenden Jahre gesetzt und wann haben Sie vor, Ihre Karriere beenden?

Ich möchte noch einmal die kommende Weltmeisterschaft gewinnen. An Rücktritt denke ich noch nicht – vielleicht im Jahr 2014.

Senioren

Wenn wir älter werden, lassen viele unserer Körperfunktionen nach und unsere Organe arbeiten nicht mehr optimal. Auch die Produktion der Enzyme, welche die kurzkettigen pflanzlichen

Omega-3-Fettsäuren in die längeren Omega-3-Fettsäuren EPA und DHA umwandeln, geht zurück. Das bedeutet, dass wir im fortgeschrittenen Alter sogar verstärkt darauf achten müssen, mit der Nahrung ausreichend langkettige marine Omega-3-Fettsäuren zu uns zu nehmen.

Omega-3-Index und Alterungsprozesse

Die Forschung zeigt, dass ein hoher Omega-3-Index den biologischen Alterungsprozess der Zellen verlangsamen kann. Eine Folge des Alterns ist, dass unser genetisches Material (DNA) stärker beschädigt wird, vor allem an den Enden der DNA-Ketten, auch Telomere genannt.

Diese werden nach jeder Zellteilung kürzer. Die Entdeckung des Zusammenhangs der Telomerverkürzung mit der biologischen Alterung wurde im Jahr 2009 mit dem Nobelpreis für Medizin ausgezeichnet. In menschlichen Blutzellen kann die Telomerlänge bei der Geburt bis zu 8000 Basenpaare (den Grundbausteinen der DNA) betragen und kann im Lauf der Jahre auf 3000 Basenpaare zurückgehen. Bei wirklich alten Menschen können es sogar nur noch 1500 Basenpaare sein. Gründe für die Verkürzung der Telomere sind beispielsweise Entzündungen, Rauchen, Adipositas oder Bewegungsmangel. Werden die Telomere zu kurz, werden sie inaktiv – die Zelle kann sich nicht mehr teilen. So wurde die Verkürzung dieser Telomere als Biomarker für biologisches Altern, auch Zellalterung genannt, identifiziert. Omega-3-Fettsäuren stehen insofern mit Langlebigkeit und gesundem Altern in Zusammenhang, als sie die Telomerlänge zu beeinflussen scheinen.

Ein hoher Omega-3-Index kann den Alterungsprozess verlangsamen, denn die Telomerlänge wird geschützt. Dies kann möglicherweise das Risiko für altersbedingte Erkrankungen reduzieren.

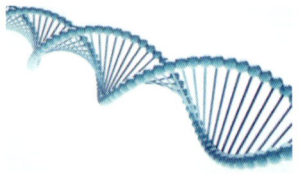

Darstellung einer DNA-Doppelhelix

Studie: Ein hoher Omega-3-Index verlangsamt das biologische Altern

In einer Studie, die kürzlich zum Thema Altern an Menschen mit Herz-Kreislauf-Erkrankungen durchgeführt wurde, zeigte sich, dass Personen mit hohem Omega-3-Index einen langsameren biologischen Alterungsprozess haben gemäß ihrer Telomerlänge (146). Außerdem zeigen die Menschen mit den niedrigsten Omega-3-Indizes die schnellste Telomerverkürzung. Über einen Zeitraum von fünf Jahren hatten Personen mit dem höchsten Omega-3-Index von fast 9 Prozent eine um 65 Prozent reduzierte Telomerverkürzung im Vergleich zu jenen mit dem niedrigsten Omega-3-Index von ungefähr 3 Prozent. Diese Beobachtung könnte erklären, weshalb Japaner mit ihrer hohen Aufnahme von Omega-3-Fettsäuren im Durchschnitt länger leben als irgendein anderes Volk der Erde.

Die Ergebnisse zeigen, dass der Alterungsprozess möglicherweise verlangsamt werden kann, wenn der Omega-3-Index in den Zielbereich von über 8 Prozent angehoben wird. Superba™ Krill-Öl kann dazu beitragen, den Omega-3-Index effektiv zu steigern, die Telomerlänge zu schützen und so den Prozess des Alterns zu verlangsamen.

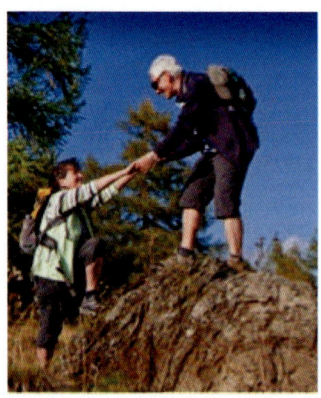

Gesunde Haut und Superba™ Krill-Öl

Die Haut ist das einzige Organ, das Nährstoffe sowohl von innen als auch von außen aufnehmen kann. Cremes helfen der Haut von außen. Nährstoffe, die von innen auf unsere Haut wirken, werden über unseren Blutkreislauf in jede einzelne Zelle unserer Haut transportiert.

Omega-3-Fettsäuren sind aus verschiedenen Gründen wichtige Nährstoffe für die Haut. Einerseits werden die Fettsäuren gebraucht, um eine Fettbarriere gegen Umwelteinflüsse zu bilden und um den Wasserverlust über die Haut zu reduzieren. Werden Fettsäuren knapp, wird diese Fettbarriere dünner und führt zu trockener Haut. Wenn wir altern, kann unser Körper diese Fettbarriere immer weniger erhalten, die daraus resultierende trockenere Haut führt zu vielen Problemen.

Andererseits werden Omega-3-Fettsäuren benötigt, um Hormone zu produzieren, welche die Strukturen der Haut erhalten. Diese Hormone beeinflussen Entzündungen in Folge von Umweltfaktoren wie UV-Strahlung sowie entzündliche und allergische Erkrankungen wie Psoriasis und atopisches Ekzem (147).

Alterung durch UV-Strahlung und UV-Schutz

Die ultraviolette Strahlung im Sonnenlicht schädigt unsere Haut. Die klinische Auswirkung von zu viel Sonnenlicht: eine steigende Zahl von Hautkrebs-Erkrankungen. Oberflächlich angewendete Sonnencremes allein bilden keinen ausreichenden Schutz vor zu hoher UV-Strahlung. Die Forschung beschäftigt sich daher intensiv mit neuen Sonnenschutz-Methoden. Ein wachsendes Interesse gilt dem systemischen Sonnenschutz durch Nährstoffe aus natürlichen Quellen. Omega-3-Fettsäuren zeigen Potenzial, die Haut durch verschiedene Mechanismen

Omega-3-Fettsäuren tragen dazu bei, die Haut feucht und straff zu halten. Der hohe Anteil an Omega-6-Fettsäuren in der westlichen Ernährungsweise begünstigt Hautentzündungen wie Akne oder Psoriasis. Eine höhere Aufnahme an Omega-3-Fettsäuren könnte diese Hautleiden verbessern.

Omega-3-Fettsäuren tragen dazu bei, die Haut vor schädlichen Auswirkungen der Sonnenstrahlung zu schützen. UV-Strahlung begünstigt die Bildung freier Radikale, die die Zellen beschädigen und zu vorzeitiger Hautalterung und sogar Krebs führen können. Omega-3-Fettsäuren in Verbindung mit Astaxanthin aus Krill-Öl können antioxidativ wirken, die Haut schützen und haben sogar reparative Eigenschaften.

vor UV-Schäden zu schützen (148). Die UVB-Strahlung kann bei Menschen Entzündungen und Hautkrebs auslösen. Die Omega-3-Fettsäure DHA ist bekannt dafür, dass sie anti-entzündliche und chemopräventive Eigenschaften in der Haut hat.

Wer also schon weiß, dass er seine Haut lange der Sonne aussetzen wird, wie zum Beispiel in den Ferien, kann dieses empfindliche Organ mit einer Kombination aus Superba™ Krill-Öl von innen und einer Sonnencreme von außen schützen.

Psoriasis und atopisches Ekzem

Auch bei Psoriasis und atopischem Ekzem können Omega-3-Fettsäuren helfen: Sie verringern Entzündungen und fördern den Aufbau der Fettbarriere der Haut. So wird der Feuchtigkeitsgehalt der Haut erhöht, der Wasserverlust und das Austrocknen der Haut werden reduziert.

Gewöhnliche Akne (acne vulgaris)

In etlichen Fällen wird berichtet, dass eine Nahrungsergänzung mit EPA und DHA auch bei der gewöhnlichen Akne helfen kann. Die Omega-3-Fettsäuren verbessern die Hautsymptome und bringen darüber hinaus einen Nutzen für das mentale Befinden (149). Viele Menschen sind von der gewöhnlichen Akne, oder „acne vulgaris", betroffen, und häufig bringt das unschöne Hautbild auch psychische Auswirkungen mit sich. Dies können in schlimmen Fällen sogar Depressionen, Wut, Angstzustände und Selbstmordgedanken sein. Großangelegte Studien zeigen, dass Omega-6-Fettsäuren die Entstehung entzündlicher Akne begünstigen, und dass Akne in Ländern außerhalb der westlichen Welt, wo man sich anders ernährt, seltener auftritt. Die Schlussfolgerung ist, dass die entzündungshemmenden

Omega-3-Fettsäuren besonders Patienten mit Hautproblemen und / oder psychischen Problemen helfen können.

Wundheilung

Die Fettsäuren EPA und DHA steigern auch die Produktion sogenannter Zytokine in Wundflächen. Dies sind Proteine, die eine Rolle in der Immunantwort spielen. So haben diese Fettsäuren ein non-invasives therapeutisches Potenzial, um Hautgesundheit und Wundheilung günstig zu beeinflussen (150). Dies ist besonders wichtig bei schlechter Wundheilung, wie es häufig bei älteren Menschen oder Diabetikern der Fall ist.

Die Wirkung von Omega-3-Fettsäuren auf die Haut in Kürze:

- Hauttrockenheit wird verringert, die Hautfeuchtigkeit verbessert
- Die Fettbarriere der Haut wird vergrößert, Wasserverlust verhindert und der Schutz gegen Umweltgifte verstärkt
- Geringere Hautentzündungen
- Mildern von Psoriasis und atopischem Ekzem
- Schutz vor der Auswirkung von UV-Strahlung und Sonnenbrand
- Verbesserte Wundheilung

Gesunde Augen und Sehkraft

Die Netzhaut enthält Photorezeptoren, deren Membranen aufgrund ihres DHA-Anteils über eine hohe Fluidität verfügen. Bei Tieren wie Nagern oder Primaten wurde festgestellt, dass ein Defizit an Omega-3-Fettsäuren mit Defiziten in der Struktur der Netzhaut, der Entwicklung der Sehschärfe und der kognitiven Leistungsfähigkeit einhergeht (151–153). Omega-

Eine Nahrungsergänzung mit Krill-Öl kann sich positiv auf trockene Augen auswirken, denn Omega-3-Fettsäuren können die Fettschicht des Tränenfilms erwiesenermaßen wiederherstellen, Entzündungen verbessern, die Apoptose verringern und die Tränensekretion erhöhen.

3-Fettsäuren besitzen antiinflammatorische Eigenschaften, und sie könnten vor oxidativen Schäden und Entzündungen in der Netzhaut schützen, wenn sie in Lipidmediatoren umgewandelt werden. Vor allem ältere Menschen, deren Sehkraft schwächer wird, nehmen mit ihrer Nahrung keine ausreichende Menge an Omega-3-Fettsäuren auf. Hier empfiehlt sich ebenfalls die zusätzliche Zufuhr von Omega-3-Fettsäuren in Form von Krill-Öl.

Sichere Therapien durch Ernährung

Von der Gesundheit zur Krankheit führt oft ein langsamer Prozess, der mit der Entwicklung von Risikofaktoren ohne spürbare Symptome beginnt und mit chronischen Erkrankungen endet. Viele Erkrankungen entwickeln sich langsam über viele Jahre hinweg, und viele Patienten leben zuvor für lange Zeit mit hohen Risikofaktoren. Nährstoffe wie Omega-3-Fettsäuren können eine Rolle bei der Verringerung bestimmter Risikofaktoren spielen und so einen Beitrag zur Prävention chronischer Erkrankungen leisten. Der große Vorteil einer Nahrungsergänzung mit Omega-3-Fettsäuren liegt darin, dass diese eine Vielzahl positiver Wirkungen hat und völlig frei von Nebenwirkungen ist. In einigen Fällen können Omega-3-Supplemente eine Alternative zur klassischen Medikation sein oder diese ergänzen. Oft werden dann weniger Medikamente benötigt.

Kann Superba™ Krill-Öl auch bei Krankheiten helfen?

Herzerkrankungen

Eine der häufigsten Todesursachen weltweit sind Herzerkrankungen – der wichtigste Anwendungsbereich von Omega-3-Fettsäuren. Hunderte von wissenschaftlichen Studien und Veröffentlichungen beschreiben die Bedeutung und den Nutzen mariner Omega-3-Fettsäuren für die Gesundheit des Herzens.

Omega-3-Fettsäuren wirken sich in vielfältiger Weise positiv auf die Herzgesundheit aus, denn sie

- senken Triglyceride
- vermehren das „gute" Cholesterin (HDL)
- verringern die Oxidation des „schlechten" Cholesterins (LDL)
- senken den Blutdruck
- verringern die Aggregation der Blutplättchen
- verbessern den Blutfluss
- reduzieren das Risiko für Herzrhythmusstörungen (Arrhythmien)
- reduzieren das Risiko für Arteriosklerose und koronare Herzerkrankungen
- senken das Risiko für Entzündungen, welche die Verdickung und Verhärtung von Gefäßwänden fördern (Arteriosklerose)

Das Grönland-Paradoxon

Die Ernährung der Eskimos oder „Inuit" ist nicht so ausgewogen, wie es allgemein empfohlen wird. Die Inuit essen viel Fett und kaum Gemüse oder Früchte, dennoch sind sie meist viel gesünder als Menschen, die den allgemeinen Ernährungsempfehlungen Folge leisten. Das Fleisch, das sie verzehren, kommt von Robben und Walrossen, also von Säugetieren, die in kaltem Wasser leben und viel Fett haben. Außerdem essen sie sehr viel Fisch. Darüber hinaus benutzen sie das Öl von Robben zum Kochen und zum Eintauchen für andere Speisen. Insgesamt nehmen die Inuit aber außer dem vielen Fett auch rund 12 Gramm reine Omega-3-Fettsäuren pro Tag auf, das Zehnfache der empfohlenen Menge. Die auf dem Festland lebenden Dänen haben ein zehnmal höheres Herzinfarktrisiko als die Inuit auf Grönland. Leben Inuit allerdings auf dem dänischen Festland und haben die normalen dortigen Ernährungsgewohnheiten angenommen, haben sie dasselbe Herzinfarktrisiko wie alle anderen Dänen auch (154).

Seit der Entdeckung des sogenannten „Grönland-Paradoxon", dass also der Verzehr großer Mengen von Fett herzgesund sein kann, versuchten Studien in anderen Ländern, dies zu bestätigen. Die großangelegte „Physicians Health Study" untersuchte den Zusammenhang zwischen plötzlichem Herztod und Omega-3-Index. Herausgefunden wurde, dass Männer zwischen 40 und 84 Jahren ein höheres Risiko hatten, wenn ihre Omega-3-Fettsäuren-Spiegel niedrig waren (155). Eine andere Studie untersuchte die Omega-3-Aufnahme von Frauen zwischen 34 und 59 Jahren und zeigte, dass eine höhere Aufnahme von Omega-3-Fettsäuren die Sterblichkeit durch koronare Herzerkrankungen deutlich reduzierte. Eine weitere große, wichtige epidemiologische Studie mit 45.000 Teilnehmern zeigte wiederum, dass 250 mg EPA/DHA täglich das Risiko des plötzlichen Herztods um 40 bis 45 Prozent verringern kann (156).

Eine hohe Aufnahme von EPA und DHA führt zu einer niedrigeren Inzidenz von Herzerkrankungen.

Das alternde Herz

Besonders für das ältere Herz sind die marinen Fettsäuren äußerst wichtig. Die „Cardiovascular Health Study" (CHS) untersuchte die Risikofaktoren für koronare Herzerkrankungen und Schlaganfall bei 5688 Erwachsenen von 65 und mehr Jahren. Die Ergebnisse zeigten, dass eine Aufnahme von Omega-3-Fettsäuren einen deutlichen Schutz für das Herz-Kreislauf-System und insbesondere für das Herz bei älteren Menschen bietet. Außerdem wurde belegt, dass seltener Schlaganfälle, Herzattacken und Fälle von plötzlichem Herztod auftraten. Auch leichter geistiger Abbau und Depressionssymptome wurden bei älteren Menschen reduziert.

Koronare Herzerkrankungen und Arteriosklerose

Zu den Herzerkrankungen gehört die koronare Herzerkrankung. Diese ist durch Ablagerungen aus Fett und Cholesterin gekennzeichnet, die sich im Inneren der Blutgefäße bilden. Mit der Zeit führen sie zu einem verringerten Blutdurchfluss zum Herzen, und die Blutgefäße verlieren an Elastizität. Diese Verhärtung von Arterien nennt sich Arteriosklerose. Die Wahrscheinlichkeit von Blutgerinnseln erhöht sich in diesen verengten Arterien. Teile dieser Beläge können sich lösen, in kleinere Blutgefäße gelangen und diese vollständig verschließen. Ein verringerter Blutfluss oder solche Verschlüsse verhindern die Versorgung des Gewebes mit Sauerstoff. So können Gewebeschäden, oder, wenn das Gewebe völlig abstirbt, Nekrosen entstehen. Dies sind häufige Ursachen von Herzinfarkten oder Schlaganfällen, und wenn solch ein Gerinnsel in eine der Arterien in den Lungen gerät, auch für eine Lungenembolie.

Eine der Hauptursachen für koronare Herzkrankheiten sind Lipid-Ablagerungen in Arterien (Arteriosklerose). Die antiinflammatorischen Effekte von EPA und DHA können vor Arteriosklerose und Plaqueablösungen schützen.

In manchen Fällen führen diese Ablagerungen oder „Plaque" zu einer Schwächung der Arterienwand, es können blutgefüllte Aussackungen entstehen. Diese sogenannten Aneurysmen können platzen und dann zu schweren und sogar lebensbedrohlichen inneren Blutungen führen. Es ist belegt, dass Omega-3-Fettsäuren zum Schutz vor Arteriosklerose und Plaqueablösungen beitragen – vermutlich wegen ihrer antiinflammatorischen Wirkung (157).

Herzinfarkt

Im Jahr 1997 wurde die „Chicago Western Electric" Studie veröffentlicht. Sie zeigte, dass Menschen, die wenig oder keinen Fisch essen, das höchste Herzinfarkt- und Sterberisiko haben (158). Wenn vor einem Infarkt Omega-3-Fettsäuren gegeben wurden, können diese sich in den Herzzellen ansammeln und das Herz sogar im Falle eines Infarkts unterstützen.

In einem experimentellen Tiermodell zeigte die Supplementation von Superba™ Krill-Öl eine günstige Auswirkung auf den Remodellierungsprozess nach einem Herzinfarkt.

Ratten, die eine Nahrungsergänzung mit Superba™ Krill-Öl erhielten, hatten einen wesentlich höheren Anteil an Omega-3-Fettsäuren im Herzgewebe (159) und zeigten deutlich geringere ventrikuläre Dilatationen und ein reduziertes Herz- und Lungengewicht. Diese Effekte spiegeln sich im Herzgewebe in deutlich verringerten Level der klassischen genetischen Marker für Herzinsuffizienz (ANP), Matrix-Remodeling (TIMP-1 und TGF-β) und Entzündungen (IL-1β und IL-6) wider.

Bei Menschen können Omega-3-Fettsäuren auch nach einem Herzinfarkt hilfreich sein. Die DART Untersuchung an 2033 Männern zeigte, dass die Überlebensrate innerhalb von zwei Jahren nach einem Herzinfarkt in der Gruppe, die Omega-3-Fettsäuren als Nahrungsergänzung erhalten hatte, um 29 Prozent höher lag als bei der Placebo-Gruppe (160). Ein weiteres Beispiel ist die GISSI-Studie, die in Italien an 11.000 Patienten, die einen Herzinfarkt hatten, durchgeführt wurde (161). Die Patienten erhielten zusätzlich zur klassischen Medikation Omega-3-Fettsäuren. Das Risiko eines tödlichen Herzinfarkts oder Schlaganfalls war in der mit Omega-3-Fettsäuren supplementierten Gruppe um 30 Prozent reduziert, im Vergleich zur Placebo-Gruppe, die mit ihren normalen Herzmedikamenten kein EPA und DHA erhalten hatte. Diese Erkenntnisse führten in Europa zu der Empfehlung, in der Nachbehandlung von Herzinfarkten Omega-3-Fettsäuren zu verabreichen.

Bluthochdruck

Bei 4508 amerikanischen Erwachsenen zwischen 18 und 30 Jahren, die zu Beginn keinen Bluthochdruck hatten, wurde bis 2005 alle paar Jahre der Blutdruck untersucht. Es zeigte sich, dass die Entwicklung von Bluthochdruck invers mit der Einnahme von Omega-3-Fettsäuren zusammenhing (162). Die Gabe von mehr als 3 Gramm Fisch-Öl täglich zeigte einen moderaten Rückgang des Blutdrucks bei Personen mit behandeltem wie unbehandeltem Bluthochdruck (163). Zusätzlich stand DHA invers mit dem in der Klinik gemessenen Ruhepuls in Verbindung (164). Dies legt nahe, dass eine hohe Aufnahme von Omega-3-Fettsäuren die Entwicklung von Bluthochdruck verhindern kann.

Hohe Blutfettwerte

Eine ganze Reihe von Studien hat gezeigt, dass Krill-Öl die Blutfettwerte günstig beeinflusst (13,159, 165–168). Krill-Öl scheint in der Behandlung von erhöhten Blutfettwerten effektiver zu sein als Fisch-Öl, wobei die gesamten Cholesterinspiegel etwa dreimal stärker gesenkt wurden (165). Die Forscher fanden heraus, dass eine tägliche Dosis von 500 mg Krill-Öl in der Langzeitanwendung effektiver sein dürfte. In einer weiteren Studie senkte Krill-Öl die gesamten Cholesterinspiegel, Triglyceridspiegel und das LDL-Cholesterin im Blutserum signifikant, während

In präklinischen Studien führte Superba™ Krill-Öl in Verbindung mit fettreicher Nahrung zu signifikant reduziertem Fett- und Cholesteringehalt in Herz und Leber. Hohe Fettgehalte beeinflussen die Organfunktion. Für die Gesundheit ist es daher wichtig, den Fettgehalt auf einem normalen Level zu halten.

die HDL-Cholesterinspiegel leicht anstiegen (168). Eine neuere Tierstudie zeigte außerdem, dass Krill-Öl Triglyceride und Cholesterin in der Leber wirksamer senkt als Fisch-Öl (166). Die Wirksamkeit von Krill-Öl bei Hyperlipidämie wurde in einer klinischen Studie an 120 Männern und Frauen mit einem Durchschnittsalter von 51 Jahren und Blutcholesterinspiegeln zwischen 194 und 348 mg/dl festgestellt (165).

Einer Gruppe von jeweils 30 Personen wurde Krill-Öl oral verabreicht:

- Gruppe A: 2 oder 3 g Krill-Öl/Tag (abhängig vom BMI)
- Gruppe B: 1 oder 1,5 g Krill-Öl/Tag
- Gruppe C: 3 g Fisch-Öl
- Gruppe D: Placebogruppe

Alle Studienteilnehmer nahmen ihre Nahrungsergänzung über 12 Wochen ein. Die Parameter der Primärziele umfassten die Wirkung von Krill-Öl auf die Blutfette, insbesondere auf das Gesamtcholesterin, LDL- und HDL-Cholesterin und die Triglyceride.

Die Ergebnisse nach 12 Wochen:

Cholesterin gesamt		LDL	HDL	Triglyceride
Gruppe A (3 g Krill-Öl)	-18 %	- 39 %	+ 59 %	- 28 %
Gruppe A (2 g Krill-Öl)	-18 %	- 37 %	+ 55 %	- 28 %
Gruppe B (1,5 g Krill-Öl)	-14 %	- 36 %	+ 43 %	- 12 %
Gruppe B (1 g Krill-Öl)	-13 %	- 32 %	+ 44 %	- 11 %
Gruppe C (3 g Fisch-Öl)	- 6 %	- 5 %	+ 4 %	- 3 %
Gruppe D (Placebo)	+ 9 %	+13 %	+ 4 %	- 10 %

Krill-Öl beeinflusst Blutzucker-, Triglycerid- und Cholesterin-spiegel im menschlichen Körper positiv.

In allen Krill-Öl-Gruppen waren die Blutzuckerspiegel signifikant reduziert, die Triglycerid- und LDL-Spiegel waren in den Krill-Öl-Gruppen deutlicher gesunken als in der Fisch-Öl-Gruppe.

Adipositas

Bestimmte Fettsäuren, einschließlich Omega-3- und Omega-6-Fettsäuren, beeinflussen Regulationsfunktionen im Gehirn. Kurz gesagt: Omega-6-Fettsäuren fördern Adipositas, während Omega-3-Fettsäuren der Fettsucht entgegenwirken. Der Unterschied liegt darin, dass die Omega-6-Fettsäure Arachidonsäure in Lipidsignalmoleküle, sogenannte Endocannabinoide, umgewandelt werden kann.

Das Endocannabinoid-System reagiert auf Endocannabinoide (ECs) und auf die Rezeptoren, an die sie andocken und die sie aktivieren. Benannt ist es nach der pflanzlichen Droge Cannabis, die ein starker Aktivator für dieses System ist. Das Endo-

Adipositas führt zu einem chronisch aktivierten Endocannabinoid-System, das den Appetit, das Energiegleichgewicht, die Stimmung, das Gedächtnis und das Schmerz-empfinden beeinflusst. Auf diese Weise trägt das Endocannabinoid-System zur Akkumulation von viszeralem Fett bei.

cannabinoid-System ist ein komplexes Signalsystem, das viele Funktionen im Körper beeinflusst. Es wird aktiviert

- um zu entspannen – Schmerzempfinden und Körpertemperatur werden reduziert
- um auszuruhen – Reduktion körperlicher Aktivität
- zur Gewöhnung – das Erinnerungsvermögen ändert sich, Abhängigkeit wird verstärkt
- zum Schutz – die neuronale Aktivität wird heruntergefahren
- zum Essen – es wirkt appetitauslösend, fördert Fetteinlagerung und regt das mentale Belohnungssystem an

Fettleibigkeit und deren Folgen stehen mit einem fehlregulierten, weil dauerhaft aktivierten Endocannabinoid-Signalsystem in Verbindung. Endocannabinoide tragen zur Entspannung und zur Beruhigung nach Stress und Angstsituationen bei. Ist dieses System aber ständig aktiviert, führt es dazu, dass wir uns zu wenig bewegen, zu viel Essen und Gewicht zulegen. Eine höhere Aufnahme von Omega-3-Fettsäuren beeinflusst das Verhältnis von Omega-3- und Omega-6-Fettsäuren positiv. So wird weniger Arachidonsäure in die Phospholipide eingebunden, entsprechend weniger Arachidonsäure wird möglicherweise in Endocannabinoide umgewandelt. So kann die diätetische Auswahl der Fettsäuren dazu beitragen, deren Verhältnis im Körper zu verändern und damit auch die Endocannabinoid-Spiegel zu beeinflussen. Diese wiederum wirken auf die Signalgebung in den Membranen und führen zu einem veränderten Energiestoffwechsel (Nahrungsaufnahme und Umwandlung in Energie).

Superba™ Krill-Öl reduziert Plasma-Endocannabinoide

Eine Reihe von Studien hat gezeigt, dass Krill-Öl in der Behandlung von Stoffwechselstörungen hilfreich sein kann (13,167,

169–171). In einer Untersuchung erhielten fettleibige Mäuse (hervorgerufen durch fettreiche Ernährung) Krill-Öl mit ihrer Nahrung. Forscher fanden heraus, dass das zur Verbesserung verschiedener Stoffwechselstörungen und zu niedrigeren Endocannabinoid-Spiegeln führte (171).

In einer Humanstudie wurde über vier Wochen 2 Gramm Superba™ Krill-Öl täglich verabreicht, die Endocannabinoid-Spiegel wurden gemessen (169). Die Ergebnisse bestätigten Daten früherer Studien, die bei übergewichtigen und adipösen Menschen im Vergleich zu Normalgewichtigen erhöhte Endocannabinoid-Spiegel beschreiben. Superba™ Krill-Öl war im Gegensatz zu Menhaden- oder Olivenöl in der Lage, das Endocannabinoid 2-AG bei Adipösen signifikant zu reduzieren. Dieses korrelierte mit einem verringerten Verhältnis von Omega-6/Omega-3 in Plasmaphospholipiden.

Diese Werte zeigen zum ersten Mal am Menschen, dass eine relativ niedrige Dosierung von Omega-3-Fettsäuren wie Superba™ Krill-Öl die 2-AG-Plasmalevel bei Fettleibigen deutlich senken kann. Das könnte ein vielversprechender Ansatz sein, wenn erhöhten Endocannabinoid-Spiegeln entgegengewirkt werden soll. Indem es das Verhältnis von Omega-6- und Omega-3-Fettsäuren ändert und damit die Verfügbarkeit von Endocannabinoid-Vorstufen reduziert, könnte Superba™ Krill-Öl ein überaktives Endocannabinoid-System dämpfen. Damit könnte möglicherweise das Essverlangen bei Übergewichtigen verringert werden. Es steht außer Frage, dass weniger viszerales Fett und niedrigere Triglyceridspiegel in Leber und Herz das Risiko von Folgeerkrankungen der Fettleibigkeit deutlich reduzieren könnten.

Eine Studie mit Superba™ Krill-Öl offenbarte einen positiven Einfluss auf Endocannabinoide bei adipösen Menschen. Die Endocannabinoid-Spiegel bei Fettleibigen zu normalisieren, könnte möglichen Problemen wie dem metabolischen Syndrom vorbeugen.

Superba™ Krill-Öl aktiviert den Fettstoffwechsel

Die Omega-3-Fettsäuren in Superba™ Krill-Öl können als Regulatoren der Genexpression wirken, indem sie die Aktivität der Transkriptionsfaktoren beeinflussen (170). Untersuchungen, die sich mit der Wirkung von Fisch-Öl und Krill-Öl auf die Genexpression im Stoffwechselweg der Leber von Mäusen befassen, zeigten: Krill-Öl erhöht die Level der Genexpression und Stoffwechselwege im Vergleich zu Fisch-Öl signifikant (170). Krill-Öl erhöhte die Genexpression bei 4892 Genen, während die Omega-3-Fettsäuren aus Fisch-Öl nur die Genexpression von 192 Genen erhöhten. Insgesamt 52 Stoffwechselwege wurden durch Krill-Öl deutlich verändert, während es bei Fisch-Öl nur vier waren – diese wurden ebenso durch Krill-Öl beeinflusst. Die Forscher sagten aus, dass Krill-Öl hinsichtlich der Genexpression in der Leber eine höhere Bioaktivität besitzt als Fisch-Öl. Mäuse, die mit Superba™ Krill-Öl gefüttert wurden, zeigten einen deutlichen positiven Effekt im Energiestoffwechsel der Leber. Dieser stand im Gegensatz zur metabolischen Deregulierung, die bei Fettsucht, Insulinresistenz und Typ-2-Diabetes beobachtet wird.

Die Nahrungsergänzung mit Krill-Öl hat die Genexpression verbessert. Die Ergebnisse weisen auf verbesserte Glucose-, Fettsäuren-, Lipid- und Cholesterinstoffwechsel hin und auf eine erhöhte Energieproduktion in den Mitochondrien. Überraschenderweise konnten diese Effekte nicht bei Mäusen beobachtet werden, welche die gleiche Menge an Omega-3-Fettsäuren aus Fisch-Öl erhalten hatten.

Superba™ Krill-Öl reduziert die Enzyme der hepatischen Lipogenese

Lipogenese bezeichnet den Prozess der Umwandlung von Kohlenhydraten oder Proteinen in Fett. Bei Ratten wurde gezeigt,

Eine präklinische Studie zu Superba™ Krill-Öl zeigte eine günstige Regulation von Genen, die am Glucose-, Fett- und Cholesterinstoffwechsel in der Leber beteiligt sind. Die Effekte waren signifikant höher als bei der Gabe von Fisch-Öl.

dass Superba™ Krill-Öl die Aktivität der Enzyme reduziert, die an der Lipogenese beteiligt sind – und das in einem höheren Maß als Fisch-Öl (166,172):

- Reduktion von Tricarboxylat-Carriern (CIC)
  Transportprotein in den Mitochondrien, das für die Fettbildung benötigte Kohlenstoffeinheiten in das Cytosol transportiert

- Reduktion der Acetyl-CoA-Carboxylase (ACC)
  Das erste Enzym, das in die Fettsäurensynthese involviert ist

- Reduktion der Fettsäuren-Synthase (FAS)
  Ein komplexes, multifunktionales Enzym, das für die Synthese von Fettsäuren benötigt wird

Superba™ Krill-Öl verbessert den Fettstoffwechsel in der Leber, indem es die Bildung von Fett herunterreguliert.

Anders ausgedrückt: Superba™ Krill-Öl reduziert die körpereigene Fettproduktion, die hauptsächlich in der Leber stattfindet.

Obgleich bei Tieren die Blutcholesterin- und Triglyceridlevel durch Superba™ Krill-Öl und Fisch-Öl ähnlich reduziert wurden, konnten die Lebercholesterin- und Triglyceridspiegel am stärksten bei Ratten gesenkt werden, die mit Superba™ Krill-Öl supplementiert wurden – im Vergleich zur mit Fisch-Öl gefütterten Gruppe. Viele adipöse Menschen leiden unter Problemen wie einer Fettleber. Superba™ Krill-Öl könnte die Leberfettwerte wirksam senken.

Superba™ Krill-Öl reduziert Insulinspiegel und Insulinresistenz

Mäuse mit einem sehr hohen Körperfett-Anteil zeigten im Vergleich zu Kontrolltieren auch deutlich erhöhte Plasmaglucosespiegel (12 Prozent) und Insulinspiegel (67 Prozent). Der HOMA-Index, ein Parameter für Insulinresistenz, war bei den fettleibigen Mäusen stark erhöht. Die mit Krill-Öl supplementierten Tiere zeigten deutlich geringere Insulinspiegel und eine niedrigere Insulinresistenz im Vergleich zur mit Fisch-Öl gefütterten Gruppe. Interessanterweise hatten die mit Krill-Öl gefütterten Mäuse auch deutlich höhere Plasma-Adiponektinspiegel (+17 Prozent), im Vergleich zu den sehr fetten Mäusen. Dies war nicht der Fall bei den mit Fisch-Öl gefütterten Mäusen (167). Adipöse Menschen haben niedrige Adiponektin-Spiegel – ein Hormon, das den Lipid- und Glucosestoffwechsel reguliert.

Diese Studie zeigt, dass Mäuse, die zusammen mit sehr fettreicher Nahrung Krill-Öl erhalten hatten, deutlich niedrigere Insulin-Plasmaspiegel, eine verbesserte Insulinempfindlichkeit und höhere Spiegel von Plasma-Adiponektin aufwiesen – im Vergleich zu Mäusen, die nur eine fettreiche Ernährung erhalten hatten.

Sie zeigten insgesamt deutlich reduzierte Leberfettwerte (sowohl hepatische Triglyceride als auch Cholesterin). Diese potenziell herzschützende Wirkung war ähnlich oder größer als jene, die mit Fisch-Öl mit einer vergleichbaren Menge Omega-3-Fettsäuren erreicht wurde.

Der Gehalt an Insulin (ein Hormon, das den Blutzucker reguliert) im Blut und die Insulinresistenz sind nach einer Nahrungsergänzung mit Superba™ Krill-Öl verringert. Eine Senkung der Insulinresistenz geht möglicherweise mit einer Senkung des Risikos für Typ-2-Diabetes einher oder verringert den Schweregrad der Erkrankung.

Typ-2-Diabetes

Marine Omega-3-Fettsäuren helfen in vielfältiger Weise bei Diabetes. Sie

- senken Blutfettwerte (Reduzierung von LDL-Cholesterin und Triglyceriden)
- erhöhen HDL-Cholesterin
- senken Insulinspiegel
- steigern die Insulinempfindlichkeit
- mindern Entzündungen (CRP, TNF-α)
- senken den Blutdruck
- verbessern den Blutfluss
- reduzieren die Aggregation der Blutplättchen
- schützen die Gesundheit der Augen

Typ-2-Diabetes beschleunigt Arteriosklerose und erhöht das Risiko für Herzerkrankungen und plötzlichen Herztod. 85 Prozent aller Typ-2-Diabetes-Patienten sterben an Herzerkrankungen. Omega-3-Fettsäuren bewirken durch verschiedenste Mechanismen signifikante herzschützende Effekte und wirken sich auch auf den Blutdruck aus.

Australische Forscher beschreiben umfassende Erkenntnisse zu den günstigen Effekten von Omega-3-Fettsäuren auf kardiometabolische Risikofaktoren, einschließlich Plasmalipide, Bluthochdruck, Insulinresistenz, Diabetes und Adipositas (163).

Krill-Öl kann eine wertvolle Ergänzung zur Diät bei Diabetes sein. Es kann außerdem dazu beitragen, die benötigte Insulindosis zu verringern.

Latente chronische Entzündungen – Hauptursache vieler Krankheiten

EPA und DHA haben anti-inflammatorische Eigenschaften. Sie können den Verlauf von Krankheiten positiv beeinflussen sowie den Bedarf an entzündungshemmenden Medikamenten bei Entzündungs- und Autoimmunerkrankungen senken.

Omega-3-Fettsäuren sind in vielen Bereichen aktiv und hilfreich, und können zahlreiche Erkrankungen beeinflussen. Der Grund für dieses breite Wirkungsspektrum liegt darin, dass viele Erkrankungen auf sogenannte chronische latente Entzündungen zurückgehen. Normale Entzündungen helfen dem Körper, alle Kräfte zu bündeln, um akute „Angriffe" abzuwehren. Eine akute Entzündung beginnt, wenn entzündungsfördernde Hormone (Cytokine und Prostaglandine) Signale an die weißen Blutkörperchen aussenden, die dann Eindringlinge (Antigene) abwehren, beschädigtes Gewebe abbauen und infizierte Bereiche des Körpers „reinigen". Dieser Entzündungsprozess neutralisiert und eliminiert Antigene und löst den Heilungsprozess aus. Im Normalfall arbeitet eine Entzündung im akuten Stadium effizient und ist an den tatsächlichen Bedarf angepasst. Manchmal jedoch klingt die Entzündungsreaktion nicht ab, wenn die Gefahr gebannt ist – die Entzündung wird chronisch. Stress, Rauchen, Fettleibigkeit und hohe Blutzuckerspiel, aber auch Bakterien, Viren und Parasiten können zu einer solchen Entwicklung beitragen. Es gibt aber auch Menschen mit genetischer Disposition. Auch die Ernährung, Gifte, Keime, Schadstoffe und Dämpfe können die Ausbildung eines überaktiven Immunsystems beeinflussen.

Krankheiten in Verbindung mit Entzündungen:

- Arteriosklerose
- Herzerkrankungen
- Bluthochdruck

- Diabetes
- Fettleibigkeit
- Allergien
- Asthma
- Alzheimer
- Parkinson
- Rheumatoide Arthritis
- Entzündliche Darmerkrankungen
- Colitis Ulcerosa
- Morbus Crohn
- Krebs
- Psoriasis

Nahrungsmittel, die viele Omega-6-Fettsäuren enthalten, begünstigen Entzündungen. Omega-6-Fettsäuren werden in unserem Körper in höherem Maß zu entzündungsfördernden Molekülen umgewandelt als Omega-3-Fettsäuren. Mit unserer Ernährung sollten wir nicht zu übermäßigen Entzündungsreaktionen beitragen und möglichst viel Fisch und Gemüse essen. Wer besonders gefährdet ist, sollte seine Nahrung mit einem Omega-3-Produkt ergänzen.

Unabhängig von der Ernährung kann eine Entzündungsreaktion auch durch Übergewicht begünstigt werden. Fettzellen produzieren immunmodulierende Cytokine, die zu einer Entzündungsreaktion im Körper führen können. Außerdem spielt auch das Alter bei der Entstehung von Entzündungen eine Rolle, auch Schlaflosigkeit kann die Immunantwort noch verstärken. Ausreichend Schlaf ist daher für das Immunsystem wichtig, um die Cytokinbildung zu verlangsamen und abklingen zu lassen.

Entzündungen und Herzerkrankungen

Entzündungen wurden als bedeutender Faktor in der Entstehung und im Fortschreiten von Arteriosklerose identifiziert. Koronare Entzündungen können zur Ablösung von Gefäßablagerungen und zur Gerinnselbildung im Herzen führen. Etliche Entzündungsmarker können eine chronische Entzündung und ein Risiko von Herz-Kreislauf-Erkrankungen anzeigen, beispielsweise Fibrinogen, C-reaktives Protein (CRP) und Interleukin-6 (IL-6). Fibrinogen ist ein Protein, das für die Blutgerinnung wichtig ist. Durch vermehrte Blutplättchenaggregation und zu starke Blutverdickung kann es das Risiko eines Herzinfarkts erhöhen.

Eine Studie zeigte, dass Menschen mit hohem Fibrinogenspiegel ein doppelt so hohes Risiko haben, einen Herzinfarkt zu erleiden, wie jene mit normalem Spiegel (173). Die Entzündungsreaktion regt auch die Produktion eines weiteren Markers an: CRP wird von der Leber produziert. CRP trägt nicht zur Entstehung von Herzerkrankungen bei, ist aber ein Indikator für Entzündungen, die mit Arteriosklerose im Zusammenhang stehen. Personen mit erhöhten CRP-Spiegeln erleiden mit dreimal so hoher Wahrscheinlichkeit einen Herzinfarkt als Menschen mit normalem Spiegel (174).

Die CRP-Produktion im Körper wird durch das entzündungsfördernde Cytokin IL-6 ausgelöst, das Immunreaktionen anregt. Eine neuere Studie zeigte, dass IL-6 das Risiko eines Herzinfarkts erhöhen kann, sogar nach Anpassung der erhöhten CRP-Spiegel (173).

Der beste Schutz vor Erkrankungen der Herzkranzgefäße, die durch Entzündungsprozesse verursacht werden, besteht darin, die Fibrinogen-, CRP- und IL-6-Spiegel im Körper auf natürliche Weise zu senken.

Superba™ Krill-Öl hemmt Entzündungen

Mit zunehmendem Alter schreitet der Verschleiß unserer Gelenke voran. Die Folge ist Osteoarthritis. Auch Entzündungen können unsere Gelenke angreifen und rheumatoide Arthritis hervorrufen. In Deutschland leiden rund 8,5 Millionen Menschen an rheumatischen Erkrankungen. Krill-Öl scheint die Entzündung, die im Zusammenhang mit Arthritis steht, zu unterdrücken, und könnte etliche der damit verbundenen Symptome lindern. Da Omega-3-Fettsäuren Entzündungen reduzieren, könnte Krill-Öl sogar die Entstehung von Arthritis verhindern (175,176).

In präklinischen und klinischen Studien wurde gezeigt, dass Krill-Öl die Symptome einer Arthritis verbessern kann.

In einer Tierstudie hemmte Krill-Öl die Entstehung von Arthritis deutlich (176). Die Forscher fanden heraus, dass es die Abnutzung des Knorpels und die Verdickung der Synovialmembran reduzierte. Krill-Öl zeigte sich wirksamer als Fisch-Öl; der Schweregrad der Arthritis wurde um etwa 50 Prozent reduziert.

In einer Humanstudie bewirkte Krill-Öl positive Effekte bei der Bekämpfung chronischer Entzündungen und Symptomen von Arthritis (175). Die klinische Studie umfasste 90 Männer und Frauen mit Herz-Kreislauferkrankungen und/oder rheumatoider Arthritis und/oder Osteoarthritis. Die Patienten erhielten über 30 Tage hinweg täglich 300 mg Krill-Öl. Schon nach sieben Tagen reduzierte Krill-Öl das entzündungsfördernde Cytokin CRP um 19,3 Prozent. Bei der Kontrollgruppe lag die Reduktion bei 15,7 Prozent. Nach 14 Tagen Nahrungsergänzung mit Krill-Öl waren die CRP-Spiegel um insgesamt 29,7 Prozent gesunken, während sie bei der Placebo-Gruppe wieder angestiegen waren.

Im Vergleich zur Kontrollgruppe reduzierte die Behandlung mit Krill-Öl schon nach sieben Tagen Schmerzen (-28.9 Prozent), Gelenksteifigkeit (-20.3 Prozent), und Funktionseinschränkungen (-22.8 Prozent). So könnte die Verringerung von CRP durch Krill-Öl in der Behandlung und Prävention von Krankheiten in Zusammenhang mit Entzündungen hilfreich sein.

Entzündungen und Allergien

Auch bei Allergikern erwiesen sich Omega-3-Fettsäuren als hilfreich, wie Studien belegen. Vermutlich, weil auch sie mit chronischen Entzündungen in Zusammenhang stehen. Es scheint, dass Omega-3-Fettsäuren akute und chronische Entzündungen reduzieren und die Immunantwort wieder ins Gleichgewicht bringen können. Insbesondere ein Überschuss von Immunfaktoren, Eosinophile genannt, spielt eine Rolle in der Entwicklung allergischer Erkrankungen (177). In Tierstudien stellte sich heraus, dass die Verabreichung von Omega-3-Fettsäuren Hyperimmunreaktionen und hyperallergische Reaktionen verringert (177).

Entzündungen und Asthma

Asthma zählt zu den großen Volkskrankheiten. Die klassische Medizin behandelt meist die Bronchialentzündungen. Die meisten Asthmatiker leiden jedoch an einer milden Form dieser Erkrankung, deshalb können natürliche Behandlungsmethoden eine Alternative sein. Aufgrund ihres entzündungshemmenden Potenzials sind Omega-3-Fettsäuren auch in der Behandlung von Bronchialentzündungen interessant (178).

Es zeigte sich, dass eine Nahrungsergänzung mit Omega-3-Fett-säuren Bronchialentzündungen bei Patienten mit Hausstaub-allergie lindern kann. In einer fünf Wochen andauernden Studie wurde 23 Asthmatikern mit Hausstaub- und Milbenallergie täglich 0,69 Gramm Omega-3-Fettsäuren beziehungsweise ein Placebo verabreicht. Nach drei Wochen wurden die Teilnehmer für die folgenden zwei Wochen täglich mit einer niedrigen Dosis Milbenallergen provoziert. Die Studienergebnisse deuten darauf hin, dass eine Nahrungsergänzung mit Omega-3-Fettsäuren eine Bronchialentzündung sogar nach der Konfrontation mit dem Allergen verringern kann (179).

Entzündungen und Krebs

Entzündungen in der Mikroumgebung von Tumoren wurden jetzt als einer der Risikofaktoren für Krebs erkannt. Endogen produzierte Metaboliten von Lipiden können als Mediatoren agieren und spielen eine zentrale Rolle bei Entzündungen und der Gewebehomöostase (180).

So kann es hilfreich sein, Entzündungen zu reduzieren und gleichzeitig das allgemeine Krebsrisiko zu senken, indem man mehr marine Omega-3-Fettsäuren aufnimmt und den Anteil entzündungsfördernder Omega-6-Fettsäuren verringert. Das ist auch in der Behandlung von Krebserkrankungen sinnvoll. Es gibt Hinweise darauf, dass Omega-3-Fettsäuren in der Krebs-therapie eine größere Rolle spielen könnten, zum Beispiel bei Brustkrebs, Darmkrebsmetastasen, Leberkrebs und anderen bösartigen Tumoren.

Krill-Öl scheint krebshemmende Eigenschaften zu besitzen (168). Eine Studie untersuchte menschliche Krebszellen, die für

48 Stunden verschiedenen Konzentrationen von Krill-Öl ausgesetzt waren. Es zeigte sich, dass das Wachstum der Krebszellen in Abhängigkeit von der Dosis gehemmt wurde – je höher die Dosis, desto stärker war der wachstumshemmende Effekt (168). Krill-Öl unterdrückte die Krebszellen auch längerfristig – 72 und 120 Stunden nach der Behandlung war die Wirkung noch ausgeprägter.

Entzündliche Darmerkrankungen und Krill-Öl

Superba™ Krill-Öl verringert oxidativen Stress bei Colitis Ulcerosa.

Superba™ Krill-Öl scheint eine vorbeugende Wirkung gegen Colitis zu haben und könnte auch bei der Behandlung dieser Darmentzündung helfen (181). Die Wirkung von Krill-Öl auf Entzündungen und oxidativen Stress sollte in einem Rattenmodell gezeigt werden. Bei den Tieren wurde durch Dextran-Natriumsulfat eine entzündliche Darmerkrankung hervorgerufen. Männliche Ratten wurden vier Wochen lang normal oder mit Krill-Öl gefüttert. Während der letzten Woche wurde durch die Zugabe von 5 Prozent Dextran-Natriumsulfat ins Trinkwasser eine akute Colitis induziert. Krill-Öl zeigte ein schützendes Potenzial gegen die Darmentzündung, es bewahrte die Darmlänge und reduzierte Marker für oxidativen Stress. Superba™ Krill-Öl könnte aufgrund seiner antiinflammatorischen und antioxidativen Eigenschaften hilfreich in der Behandlung von Darmentzündungen sein.

FAQ – häufig gestellte Fragen

Was ist Krill?
Krill sind kleine, garnelenähnliche Krustentiere und eine der wichtigsten Spezies im marinen Ökosystem.

Was ist Krill-Öl?
Krill-Öl ist die Lipidfraktion, die aus Krill gewonnen wird.

Gibt es Ähnlichkeiten von Krill-Öl und Fisch-Öl?
Beide enthalten Omega-3-Fettsäuren.

Welches sind die Unterschiede von Krill-Öl und Fisch-Öl?
Die Mehrzahl der in Krill-Öl enthaltenen Omega-3-Fettsäuren liegen in Form wasserlöslicher Phospholipide vor. Die Omega-3-Fettsäuren in Fisch-Öl hingegen liegen ausschließlich in Form nicht wasserlöslicher Triglyceride vor. Krill-Öl enthält außerdem das Antioxidans Astaxanthin, das die Omega-3-Fettsäuren vor Oxidation schützt. Astaxanthin verleiht Krill seine charakteristische dunkelrote Farbe.

Werden Phospholipide besser aufgenommen als Triglyceride?
Nein. Unter normalen Bedingungen werden sowohl Phospholipide als auch Triglyceride zu annähernd 100 Prozent aufgenommen.

Sind Omega-3-Fettsäuren aus Phospholipiden besser bioverfügbar als Omega-3-Fettsäuren aus Triglyceriden?
Ja. Es liegen wissenschaftliche Erkenntnisse vor, dass Omega-3-Fettsäuren aus Phospholipiden vom Gewebe effizienter aufgenommen werden als solche aus Triglyceriden.

Wie lange sollte man Superba™ Krill-Öl einnehmen, und in welcher Menge?

Die Dosierung hängt vom Grund der Einnahme ab. Für die meisten Anwendungen liegt die normale Dosis zwischen 500 mg und 1 Gramm pro Tag, das entspricht 1–2 Kapseln. Für die diätetische Behandlung einiger Krankheiten, wenn zum Beispiel die Blutfettwerte gesenkt werden sollen, kann eine höhere Dosis von 2–3 Gramm täglich eingenommen werden. Krill-Öl kann täglich als Nahrungsergänzung eingesetzt werden. Wirkungen wie beispielsweise ein höherer Omega-3-Index in den roten Blutzellen sind nach einer Einnahmedauer von mindestens drei Monaten zu erwarten.

Ist die Einnahme von Krill-Öl sicher?

Krill-Öl ist eine natürliche Quelle mariner Omega-3-Fettsäuren. Die Sicherheit von Krill-Öl gleicht der Sicherheit anderer Omega-3-Quellen. Menschen in Japan und Russland nutzen antarktischen Krill schon seit langer Zeit. Ausreichend qualitative und quantitative wissenschaftliche Erkenntnisse, auch aus Human- und Tierstudien, belegen die Sicherheit von Krill-Öl. Diese basiert auf etlichen Faktoren. Zum einen sind Fettsäuren, Phospholipide und die weiteren Komponenten von Krill-Öl sicher, des weiteren hat Krill-Öl eine ähnliche Zusammensetzung wie Fisch-Öl, es liegen umfassende Erkenntnisse zur Verstoffwechselung und eine Sicherheitsdokumentation in präklinischen und klinischen Studien vor. Zudem gibt es keine Hinweise auf Toxine.

Vor allem die Sicherheit von EPA und DHA wurde vom Norwegischen Wissenschaftlichen Komitee für Lebensmittelsicherheit evaluiert. Dieses kam zu dem Schluss, dass die Einnahme der Omega-3-Fettsäuren EPA und DHA sicher ist, vorausgesetzt, die tägliche Einnahme übersteigt nicht 6,9 Gramm. Angemerkt werden sollte, dass eine sehr hohe

Einnahme von Omega-3-Fettsäuren die Blutplättchenaggregation reduziert und zu einer erhöhten Blutungstendenz führen kann. Eine normale Dosierung von 2–3 Gramm Krill-Öl täglich führt nicht zu einer verringerten Aggregation von Blutplättchen beim Menschen. Nichtsdestotrotz sollten die Quick-Werte bei Patienten, die Blutgerinnungshemmer einnehmen, geprüft und die Dosis der Krill-Öl-Supplementation angepasst werden. Wer gegen Krustentiere wie Garnelen, Krabben oder Hummer allergisch ist, sollte Krill-Öl nicht einnehmen.

Ist Superba™ Krill-Öl frei von Umweltschadstoffen?

Superba™ Krill-Öl von Aker BioMarine wurde umfassend auf Schadstoffe wie Dioxine, Furane, dioxinähnliche polychlorierte Biphenyle (PCBs), chlororganische Pestizide, polybromierte Biphenylether, Schwermetalle, polyzyklische aromatische Kohlenwasserstoffe (PAKs), Arsenspezies, Fluoride, Transfettsäuren und marine Algentoxine hin untersucht. Da Krill in der Nahrungskette unten steht und sein Lebensraum sauber ist, findet sich keine Ansammlung dieser Kontaminate, wie es oft bei marinen Lebewesen der Fall ist, die in der Nahrungskette weiter oben stehen. Solche Substanzen wurden nicht oder nur in so geringen Spuren gefunden, dass sie deutlich unterhalb der gegenwärtigen Grenzwerte liegen.

Ist Krill eine gefährdete Art?

Nein – Krill bildet eine der größten Biomassen der Erde.

Ist die Krillfischerei nachhaltig?

Ja. Wie bei jeder natürlichen Ressource, die weltweit verbraucht wird, ist das oberste Gebot der langfristige Artenerhalt. Da Krill im marinen Ökosystem der Antarktis eine Schlüsselrolle spielt – er dient als Nahrung für Wale, Robben, Fische, Oktopusse und Vögel – wird der Krillfang von der „Commission for the Conservation of Antarctic Marine Living Resources" (CCAMLR) strengstens reguliert.

Die CCAMLR wurde 1981 gegründet, 25 Nationen sind Vollmitglieder. Die Kommission hat umfassende Forschungsprogramme, strikte Managementpraktiken und Erhaltungsmaßnahmen entwickelt, um die natürlichen Ressourcen des südlichen Ozeanes zu schützen. Zurzeit liegt die jährliche Quote für nachhaltigen Fang im Areal 48, für das Aker Bio-Marine und andere Unternehmen die Fanglizenz haben, bei 9,3 Prozent der geschätzten Biomasse. Der Vorsicht halber hat die CCAMLR die jährliche Krill-Fangquote jedoch auf 620.000 Tonnen oder 1 Prozent der gesamten geschätzten Biomasse im bezeichneten Gebiet festgelegt. Diese Begrenzung wird von der CCAMLR ständig überwacht, regelmäßig überprüft und gegebenenfalls angepasst. Momentan werden im Südpolarmeer weniger als 250.000 Tonnen Krill pro Jahr gefangen, das ist weniger als 0,03 Prozent der Biomasse. In Übereinstimmung mit den Anforderungen des Landes Norwegen und des CCAMLR hat Aker BioMarine noch einen unabhängigen Beobachter der „Marine Resources and Fishery Consultants" (MRAC) an Bord seines Krill-Trawlers im Südpolarmeer. Dieser erstellt einen täglichen Bericht über die Fischereiaktivitäten von Aker. Die CCAMLR schreibt vor, dass mindestens 50 Prozent der Krillfischerei wissenschaftlich überwacht werden müssen. Der unabhängige Beobachter bei Aker jedoch stellt eine 100-prozentige Abdeckung sicher.

In Zusammenarbeit mit MRAC und dem Institute of Marine Research in Bergen, Norwegen, unterstützt Aker eine akustische Überprüfung bei den Süd-Orkney-Inseln, die vor dem nordöstlichen Zipfel der Antarktis liegen. Norwegen und die norwegische Krill-Industrie haben sich verpflichtet, die Krill-

Bestände einmal pro Jahr zu untersuchen. Aker BioMarine führt außerdem ein ständiges gemeinsames Forschungsprojekt mit der „British Antarctic Survey" und MRAC durch, um jeglichen Beifang von Fischlarven während des Krillfischens auszuwerten und zu dokumentieren. Aker unterstützt die Forschung auch, indem das Unternehmen Wissenschaftler und Forscher an Bord seines Schiffs einlädt.

Der WWF Norwegen und Aker BioMarine kooperieren ebenfalls und haben sich aktiv dafür eingesetzt, dass Wissenschaftler an Bord der Schiffe vor Ort sein können. Damit werden nachhaltige Fischereipraktiken unterstützt. Außerdem werden wissenschaftliche Daten zur Überwachung der Größe und Gesundheit der Krill-Biomasse in der Antarktis gesammelt, und mögliche Auswirkungen auf krillfressende Spezies untersucht. Darüber hinaus ist Aker BioMarine Mitbegründer der „Association of Responsible Krill Harvesting Companies" (ARK). Dieser weltweite Verband der Krill-Industrie sammelt wissenschaftliche Daten aus der Krillfischerei, um die Tätigkeit der CCAMLR zu unterstützen.

Um sicherzustellen, dass die Fischerei von Aker BioMarine nicht in Konflikt mit den Bedürfnissen krillfressender Arten gerät, hat Aker ein entsprechendes Projekt ins Leben gerufen. Dieses soll genau überprüfen wo es Überschneidungen zwischen Fischereiaktivität und der Futteraufnahme der Tiere gibt. Die Krillfischerei soll kartographisch erfasst und mit der Verbreitung und Menge der Krillfresser abgeglichen werden, um jegliche Ungewissheit auszuräumen. Darüber hinaus setzt Aker die „Wunschliste" des CCAMLR für die Zukunft um, damit die Fischerei weiter verbessert werden kann. So führte Aker ein innovatives Filternetz an Bord seines Schiffes „Saga Sea" ein, das jeglichen Beifang verhindert. Dieses wird vom CCAMLR inzwischen generell für die Krillfischerei vorgeschrieben.

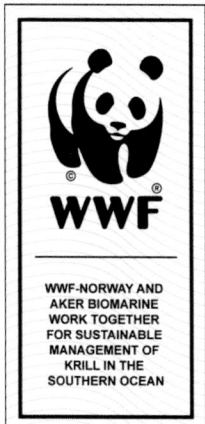

WWF-NORWAY AND AKER BIOMARINE WORK TOGETHER FOR SUSTAINABLE MANAGEMENT OF KRILL IN THE SOUTHERN OCEAN

Der WWF: „Die Krillfischerei ist nachhaltig."

Nina Jensen, CEO des WWF Norwegen, sagt: „Der WWF Norwegen und Aker BioMarine arbeiten seit 2008 zusammen, um eine nachhaltige Befischung der Krill-Bestände in der Antarktis sicherzustellen. Im Zuge der Zusammenarbeit und aufgrund der MSC-Zertifizierung hat Aker eine umfangreiche Kartierung zum Beifang von Fischlarven erstellt und arbeitet mit uns zusammen, um potenzielle Überschneidungen oder Konflikte zwischen der Fischerei und Landraubtieren zu dokumentieren. Der WWF Norwegen und Aker BioMarine arbeiten in Sachen Nachhaltigkeit auch eng mit dem CCAMLR zusammen und haben eine wichtige Rolle bei der Absicherung Fischerei-freundlicher geschützter Gebiete im Südpolarmeer. Außerdem ist Aker BioMarine weiterhin eines der aktivsten Krillfischerei-Unternehmen und hat freiwillige Maßnahmen umgesetzt. Dazu zählen: eine hundertprozentige Abdeckung mit Beobachtern und Echtzeit-Reports, welche sicherstellen, dass diese Fischerei dauerhaft nachhaltig bleibt. Indem das Unternehmen Wissenschaftler kostenfrei an Bord unterbringt, trägt es auch zu Wissenschaft und Forschung bei. Die Krillfischerei findet seit mehr als 30 Jahren statt und die Fangquoten waren relativ stabil und niedrig. Der WWF Norwegen bleibt dennoch besorgt, dass das vorsichtshalber niedrig angesetzte Fanglimit nicht ausreichen wird, um Raubtiere, die sich von Krill ernähren, auf lokaler Ebene zu schützen – obwohl das Fanglimit unter dem der meisten anderen Fischereien liegt. Daher sind Krillfischerei-Unternehmen wie Aker BioMarine wichtig, die die Forschung weiter vorantreiben, um das komplexe marine Ökosystem der Antarktis zu verstehen."

Was ist „Marine Stewardship Council Certification"?

Der Marine Stewardship Council (MSC) ist eine internationale gemeinnützige Organisation mit einer unabhängigen Zertifizierungsstelle und einem öffentlichen Untersuchungs- und Bewertungsprozess. Es ist das einzige Zertifizierungsprogramm für nachhaltigen Fischfang, das mit den Richtlinien der ISEAL (International Social and Environmental Accreditation and Labelling Alliance) übereinstimmt, dem „Code of Good Practices for Setting Social and Environmental Standards", und mit den Richtlinien der FAO, der Ernährungs- und Landwirtschaftsorganisation der Vereinten Nationen. Der MSC konzentriert sich auf das Management und die Gesunderhaltung der Fischbestände der Weltmeere. Auch die Auswirkungen der Fischerei auf das weitere Ökosystem werden dabei berücksichtigt.

Die Krillfischerei von Aker BioMarine wurde von einem unabhängigen Untersuchungsteam beurteilt. Die Gutachter haben bestätigt, dass die Fischerei gut geführt ist, dass die Krillbestände gesund sind und dass die Krillfischerei von Aker BioMarine nachhaltig ist, mit minimalen Auswirkungen auf das Ökosystem. Die Evaluation wurde durch eine Expertenkommission aus zwei weiteren unabhängigen Wissenschaftlern bewertet, um sicherzustellen, dass der Zertifizierungsprozess belastbar und unparteiisch ist.

Im Juni 2010 erhielt Aker BioMarine als erstes Krillfischerei-Unternehmen weltweit für seine Krillfischerei die MSC-Zertifizierung für nachhaltige Fischerei. Die Produkte von Aker BioMarine können nun das MSC-Ökolabel tragen. Dieses zeigt Verbrauchern, dass das Produkt aus garantiert nachhaltiger Fischerei mit effektivem Management stammt und eine hundertprozentige Rückverfolgbarkeit vom Meer bis ins Verkaufsregal gewährleistet ist. Um auch in Zukunft die MSC-Zertifizierung zu erhalten, unterzieht sich Aker jährlichen Audits und muss auch weiterhin bestimmte Bedingungen erfüllen. Aker BioMarine ist jedoch, so das Statement, „bestens vorbereitet und sehr engagiert".

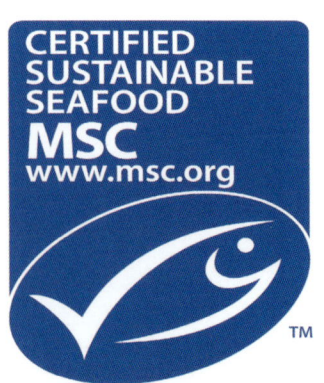

Das MSC-Qualitätssiegel garantiert, dass Krill und Fisch nach höchsten Standards in Sachen Nachhaltigkeit, Rückverfolgbarkeit und Umweltschutz gefischt wurden. Alle Unternehmen, die dieses Logo verwenden, werden vom MSC strengstens kontrolliert.

Mit Freude über das Zertifikat sagte Hallvard Muri, Chief Executive von Aker BioMarine: „Als ein Unternehmen, das ganz der Umweltverträglichkeit verpflichtet ist, sind wir erfreut, dass wir das MSC-Zertifikat für unsere Krillfischerei erhalten haben. Dieses Zertifikat ist ein wichtiger Schritt in unserem ständigen Bestreben, nachhaltig zu agieren und die Krill-Bestände und ihr Ökosystem gesund zu erhalten. Wir hoffen, dass die MSC-Zertifizierung unseren Kunden deutlich macht, dass unsere Omega-3-reichen Krill-Öl-Produkte und Inhaltsstoffe nachhaltig sind, und dass Verbraucher sich damit bewusst für nachhaltige Produkte entscheiden können."

Was für ein Unternehmen ist Aker BioMarine Antarctic?

Aker BioMarine ist das einzige Unternehmen, das die komplette Kette der Krill-Öl-Produktion selbst überwacht: Vom Krillfang bis zur Produktion des Krill-Öls als Rohmaterial. Die unternehmenseigene Fangtechnologie Eco-Harvesting™ und ISO-zertifizierte Prozesse an Bord sind Voraussetzungen für die einzigartige Zusammensetzung von Superba™ Krill-Öl und ermöglichen eine volle Rückverfolgbarkeit vom Meer bis ins Verkaufsregal.

Aker BioMarine ist das einzige vertikal integrierte Unternehmen in der Krillfischerei und in der Krill verarbeitenden Industrie. Sofort nachdem der Krill an Bord gebracht wurde, wird er auf einer eigens für Aker BioMarine entwickelten hochkomplexen Anlage zu Krill-Mehl verarbeitet. Dieses wird dann in ein klimatisiertes Lager nach Südamerika gebracht. Von dort wird es zur Weiterverarbeitung oder zum weltweiten Verkauf in andere Regionen transportiert. So kann Aker BioMarine jedes einzelne Endprodukt bis hin zur exakten Fangstelle zurückverfolgen. Dies wird durch ein ausgeklügeltes GPS-System an Bord des Schiffs möglich. Aker BioMarine ist in Sachen Transport, Arbeitsprozesse und Eco-Harvesting™ unter extremen Bedingungen äußerst erfahren. Deshalb kann das Unternehmen selbst in der Antarktis sicher und gut geführt agieren. Es ist damit die verlässlichste Quelle für Krill-Produkte für den Nahrungsergänzungsmittel-Markt und liefert konstant höchste Qualität.

Aker BioMarine hat sich zur Nachhaltigkeit verpflichtet. Dazu gehört, in allen Bereichen der Krillfischerei stets die höchsten Standards einzuhalten. Aker BioMarine hält sich an alle Anforderungen der CCAMLR und hat auch darüber hinaus noch mehr Verantwortung für Nachhaltigkeit und Umweltschutz übernommen: Das Unternehmen erfüllt alle Punkte der „Wunschliste" guter Herstellungspraktiken des CCAMLR. Außerdem kooperiert Aker BioMarine mit dem WWF Norwegen im Bestreben um Umweltschutz. Des Weiteren ist das Unternehmen bestrebt, das MSC-Zertifikat für Nachhaltigkeit und volle Rückverfolgbarkeit der Krill-Produkte vom Ozean bis ins Verkaufsregal auch in Zukunft zu erhalten.

Um die gesundheitlichen Wirkungen von Krill weiter zu erforschen, hat sich Aker BioMarine seit langem auch der Wissenschaft verschrieben. Das Unternehmen sponsert In-vitro-, In-vivo- und klinische Humanstudien mit EPA und DHA aus Phospholipiden aus Krill-Öl. Diese zeigen durchgängig eine höhere Aufnahme von Omega-3-Fettsäuren aus Phospholipiden, verbesserte Blutfettprofile und eine höhere Aufnahme von DHA im Hirngewebe im Vergleich zu anderen Omega-3-Quellen.

Schlussfolgerung

Die Aufnahme mariner Omega-3-Fettsäuren (EPA und DHA) wird mit vielfältigem Nutzen für die Gesundheit assoziiert. Dies beginnt bei einem gesünderen Herzen und reicht über verbesserte kognitive Funktionen bis hin zu geringeren Entzündungsleveln. Verschiedene Gesundheits- und Ernährungsorganisationen haben eine empfohlene Tagesverzehrmenge von EPA und DHA angegeben. Die westlichen Ernährungsgewohnheiten werden diesen jedoch nicht gerecht – eine Nahrungsergänzung kann helfen, diese Lücken zu schließen. Krill-Öl ist eine noch wenig genutzte Quelle mariner Omega-3-Fettsäuren für die Nahrungsergänzung. Es bietet jedoch etliche Vorteile: Es ist die reinste Quelle mariner Omega-3-Fettsäuren weltweit, ist auch auf lange Sicht nachhaltig und hat aufgrund der Tatsache, dass die Fettsäuren an Phospholipide gebunden sind, eine höhere Bioverfügbarkeit.

Viele klinische und präklinische Studien belegen, dass Omega-3-Phospholipide aus Krill-Öl wirksamer sind als Omega-3-Fettsäuren anderer Quellen, die an Triglyceride gebunden sind.

Literatur

1. Maki, K. C., Reeves, M. S., Farmer, M., Griinari, M., Berge, K., Vik, H., Hubacher, R., and Rains, T. M. (2009) Krill oil supplementation increases plasma concentrations of eicosapentaenoic and docosahexaenoic acids in overweight and obese men and women. *Nutr Res* **29**, 609–615

2. Ulven, S. M., Kirkhus, B., Lamglait, A., Basu, S., Elind, E., Haider, T., Berge, K., Vik, H., and Pedersen, J. I. (2011) Metabolic effects of krill oil are essentially similar to those of fish oil but at lower dose of EPA and DHA, in healthy volunteers. *Lipids* **46**, 37–46

3. Hamner, W. M., Hamner, P. P., Strand, S. W., and Gilmer, R. W. (1983) Behavior of Antarctic Krill, *Euphausia superba*: Chemoreception, Feeding, Schooling, and Molting. *Science* **220**, 433–435

4. Tou, J. C., Jaczynski, J., and Chen, Y. C. (2007) Krill for human consumption: nutritional value and potential health benefits. *Nutr Rev* **65**, 63–77

5. FAO. (2005) Species fact sheet *Euphausia superba*. http://www.fao.org/fishery/species/3393/en.

6. Bonner, B. (1995) Birds and mamals – Antarctic seals. in R. Buckley. Antarctica, Pergamon Press. pp 202–222

7. Phleger, C. F., Nelson, M. M., Mooney, B. D., and Nichols, P. D. (2002) Interannual and between species comparison of the lipids, fatty acids and sterols of Antarctic krill from the US AMLR Elephant Island survey area. *Comp Biochem Physiol B Biochem Mol Biol* **131**, 733–747

8. Le Grandois, J., Marchioni, E., Zhao, M., Giuffrida, F., Ennahar, S., and Bindler, F. (2009) Investigation of natural phosphatidylcholine sources: separation and identification by liquid chromatography-electrospray ionization-tandem mass spectrometry (LC-ESI-MS2) of molecular species. *J Agric Food Chem* **57**, 6014–6020

9. Winther, B., Hoem, N., Berge, K., and Reubsaet, L. (2011) Elucidation of phosphatidylcholine composition in krill oil extracted from *Euphausia superba*. *Lipids* **46**, 25–36

10. Mattson, F. H., and Volpenhein, R. A. (1964) The digestion and absorption of triglycerides. *J Biol Chem* **239**, 2772–2777

11. Borgstrom, B., Dahlqvist, A., Lundh, G., and Sjovall, J. (1957) Studies of intestinal digestion and absorption in the human. J Clin Invest 36, 1521–1536

12. van den Bosch, H., Postema, N. M., de Haas, G. H., and van Deenen, L. L. (1965) On the positional specificity of phospholipase A from pancreas. *Biochim Biophys Acta* **98**, 657–659

13. Batetta, B., Griinari, M., Carta, G., Murru, E., Ligresti, A., Cordeddu, L., Giordano, E., Sanna, F., Bisogno, T., Uda, S., Collu, M., Bruheim, I., Di Marzo, V., and Banni, S. (2009) Endocannabinoids may mediate the ability of (n-3) fatty acids to reduce ectopic fat and inflammatory mediators in obese Zucker rats. *J Nutr* **139**, 1495–1501

14. Graf, B. A., Duchateau, G. S., Patterson, A. B., Mitchell, E. S., van Bruggen, P., Koek,

J. H., Melville, S., and Verkade, H. J. (2010) Age dependent incorporation of 14C-DHA into rat brain and body tissues after dosing various 14C-DHA-esters. *Prostaglandins Leukot Essent Fatty Acids* **83**, 89–96

15. Cansell, M. (2010) Marine phospholipids as dietary carriers of long-chain polyunsaturated fatty acids. *Lipid Technology* **22**, 223–226

16. Cansell, M., Moussaoui, N., Petit, A. P., Denizot, A., and Combe, N. (2006) Feeding rats with liposomes or fish oil differently affects their lipid metabolism. *Eur J Lipid Sci Technol* **108**, 459–467

17. Cansell, M., Nacka, F., and Combe, N. (2003) Marine lipid-based liposomes increase in vivo FA bioavailability. *Lipids* **38**, 551–559

18. Cansell, M. S., Battin, A., Degrace, P., Gresti, J., Clouet, P., and Combe, N. (2009) Early dissimilar fates of liver eicosapentaenoic acid in rats fed liposomes or fish oil and gene expression related to lipid metabolism. *Lipids* **44**, 237–247

19. Lagarde, M., Bernoud, N., Brossard, N., Lemaitre-Delaunay, D., Thies, F., Croset, M., and Lecerf, J. (2001) Lysophosphatidylcholine as a preferred carrier form of docosahexaenoic acid to the brain. *J Mol Neurosci* **16**, 201–204; discussion 215–221

20. Wijendran, V., Huang, M. C., Diau, G. Y., Boehm, G., Nathanielsz, P. W., and Brenna, J. T. (2002) Efficacy of dietary arachidonic acid provided as triglyceride or phospholipid as substrates for brain arachidonic acid accretion in baboon neonates. *Pediatr Res* **51**, 265–272

21. Di Marzo, V., Griinari, M., Carta, G., Murru, E., Ligresti, A., Cordeddu, L., Giordano, E., Bisogno, T., Collu, M., Batetta, B., Sanna, F., Uda, S., Berge, K., and Banni, S. (2010) Dietary krill oil increases docosahexaenoic acid and reduces 2-arachidonoylglycerol but not N-acylethanolamine levels in the brain of obese Zucker rats. *Int Dairy J* **20**, 231–235

22. Cole, G. M., Ma, Q. L., and Frautschy, S. A. (2010) Dietary fatty acids and the aging brain. *Nutrition reviews* **68 Suppl 2**, S102–111

23. Schaefer, E. J., Bongard, V., Beiser, A. S., Lamon-Fava, S., Robins, S. J., Au, R., Tucker, K. L., Kyle, D. J., Wilson, P. W., and Wolf, P. A. (2006) Plasma phosphatidylcholine docosahexaenoic acid content and risk of dementia and Alzheimer disease: the Framingham Heart Study. *Archives of neurology* **63**, 1545–1550

24. Lemaitre-Delaunay, D., Pachiaudi, C., Laville, M., Pousin, J., Armstrong, M., and Lagarde, M. (1999) Blood compartmental metabolism of docosahexaenoic acid (DHA) in humans after ingestion of a single dose of [(13)C]DHA in phosphatidylcholine. *J Lipid Res* **40**, 1867–1874

25. Puri, P., Baillie, R. A., Wiest, M. M., Mirshahi, F., Choudhury, J., Cheung, O., Sargeant, C., Contos, M. J., and Sanyal, A. J. (2007) A lipidomic analysis of nonalcoholic fatty liver disease. *Hepatology* **46**, 1081–1090

26. Hung, M. C., Shibasaki, K., Yoshida, R., Sato, M., and Imaizumi, K. (2001) Learning behaviour and cerebral protein kinase C, antioxidant status, lipid composition in senescence-accelerated mouse: influence of

a phosphatidylcholine-vitamin B12 diet. *Br J Nutr* **86**, 163–171

27. Schneider, H., Braun, A., Fullekrug, J., Stremmel, W., and Ehehalt, R. (2010) Lipid based therapy for ulcerative colitis-modulation of intestinal mucus membrane phospholipids as a tool to influence inflammation. *Int J Mol Sci* **11**, 4149–4164

28. Chung, S. Y., Moriyama, T., Uezu, E., Uezu, K., Hirata, R., Yohena, N., Masuda, Y., Kokubu, T., and Yamamoto, S. (1995) Administration of phosphatidylcholine increases brain acetylcholine concentration and improves memory in mice with dementia. *J Nutr* **125**, 1484–1489

29. Buang, Y., Wang, Y. M., Cha, J. Y., Nagao, K., and Yanagita, T. (2005) Dietary phosphatidylcholine alleviates fatty liver induced by orotic acid. *Nutrition* **21**, 867–873

30. O'Brien, B. C., and Andrews, V. G. (1993) Influence of dietary egg and soybean phospholipids and triacylglycerols on human serum lipoproteins. *Lipids* **28**, 7–12

31. Cohn, J. S., Wat, E., Kamili, A., and Tandy, S. (2008) Dietary phospholipids, hepatic lipid metabolism and cardiovascular disease. *Curr Opin Lipidol* **19**, 257–262

32. Lieber, C. S. (2004) New concepts of the pathogenesis of alcoholic liver disease lead to novel treatments. *Curr Gastroenterol Rep* **6**, 60–65

33. Lieber, C. S. (2004) Alcoholic fatty liver: its pathogenesis and mechanism of progression to inflammation and fibrosis. *Alcohol* **34**, 9–19

34. Turecky, L., Kupcova, V., Szantova, M., and Uhlikova, E. (2003) Plasma lipid parameters in patients with alcoholic fatty liver after treatment with essential phospholipids. *Bratisl Lek Listy* **104**, 227–231

35. Lieber, C. S., Robins, S. J., Li, J., DeCarli, L. M., Mak, K. M., Fasulo, J. M., and Leo, M. A. (1994) Phosphatidylcholine protects against fibrosis and cirrhosis in the baboon. Gastroenterology 106, 152–159

36. Dasgupta, S., and Bhattacharyya, D. K. (2007) Dietary effect of eicosapentaenoic acid (EPA) containing soyphospholipid. *J Oleo Sci* **56**, 563–568

37. Shirouchi, B., Nagao, K., Inoue, N., Ohkubo, T., Hibino, H., and Yanagita, T. (2007) Effect of dietary omega-3 phosphatidylcholine on obesity-related disorders in obese Otsuka Long-Evans Tokushima fatty rats. *J Agric Food Chem* **55**, 7170–7176

38. McDaniel, M. A., Maier, S. F., and Einstein, G. O. (2003) "Brain-specific" nutrients: a memory cure? *Nutrition* **19**, 957–975

39. da Costa, K. A., Cochary, E. F., Blusztajn, J. K., Garner, S. C., and Zeisel, S. H. (1993) Accumulation of 1,2-sn-diradylglycerol with increased membrane-associated protein kinase C may be the mechanism for spontaneous hepatocarcinogenesis in choline-deficient rats. *The Journal of biological chemistry* **268**, 2100–2105

40. Zeisel, S. H., Da Costa, K. A., Franklin, P. D., Alexander, E. A., Lamont, J. T., Sheard, N. F., and Beiser, A. (1991) Choline, an essential nutrient for humans. *The FASEB journal : official publication of the Federation of American Societies for Experimental Biology* **5**, 2093–2098

41.   Zeisel, S. H. (2000) Choline: needed for normal development of memory. *J Am Coll Nutr* **19**, 528S–531S

42.   Loy, R., Heyer, D., Williams, C. L., and Meck, W. H. (1991) Choline-induced spatial memory facilitation correlates with altered distribution and morphology of septal neurons. *Adv Exp Med Biol* **295**, 373–382

43.   Meck, W. H., and Williams, C. L. (1997) Perinatal choline supplementation increases the threshold for chunking in spatial memory. *Neuroreport* **8**, 3053–3059

44.   Meck, W. H., and Williams, C. L. (1997) Simultaneous temporal processing is sensitive to prenatal choline availability in mature and aged rats. *Neuroreport* **8**, 3045–3051

45.   Meck, W. H., and Williams, C. L. (1997) Characterization of the facilitative effects of perinatal choline supplementation on timing and temporal memory. *Neuroreport* **8**, 2831–2835

46.   Tees, R. C. (1999) The influences of rearing environment and neonatal choline dietary supplementation on spatial learning and memory in adult rats. *Behav Brain Res* **105**, 173–188

47.   Williams, C. L., Meck, W. H., Heyer, D. D., and Loy, R. (1998) Hypertrophy of basal forebrain neurons and enhanced visuospatial memory in perinatally choline-supplemented rats. *Brain Res* **794**, 225–238

48.   Albright, C. D., Tsai, A. Y., Friedrich, C. B., Mar, M. H., and Zeisel, S. H. (1999) Choline availability alters embryonic development of the hippocampus and septum in the rat. *Brain Res Dev Brain Res* **113**, 13–20

49.   Albright, C. D., and Zeisel, S. H. (1997) Choline deficiency causes increased localization of transforming growth factor-beta1 signaling proteins and apoptosis in the rat liver. *Pathobiology* **65**, 264–270

50.   Holmes-McNary, M. Q., Loy, R., Mar, M. H., Albright, C. D., and Zeisel, S. H. (1997) Apoptosis is induced by choline deficiency in fetal brain and in PC12 cells. *Brain Res Dev Brain Res* **101**, 9–16

51.   Lee, J. E., Giovannucci, E., Fuchs, C. S., Willett, W. C., Zeisel, S. H., and Cho, E. (2010) Choline and betaine intake and the risk of colorectal cancer in men. *Cancer Epidemiol Biomarkers Prev* **19**, 884–887

52.   Xu, X., Gammon, M. D., Zeisel, S. H., Bradshaw, P. T., Wetmur, J. G., Teitelbaum, S. L., Neugut, A. I., Santella, R. M., and Chen, J. (2009) High intakes of choline and betaine reduce breast cancer mortality in a population-based study. *The FASEB journal : official publication of the Federation of American Societies for Experimental Biology* **23**, 4022–4028

53.   Xu, X., Gammon, M. D., Zeisel, S. H., Lee, Y. L., Wetmur, J. G., Teitelbaum, S. L., Bradshaw, P. T., Neugut, A. I., Santella, R. M., and Chen, J. (2008) Choline metabolism and risk of breast cancer in a population-based study. *The FASEB journal : official publication of the Federation of American Societies for Experimental Biology* **22**, 2045–2052

54.   Fassett, R. G., and Coombes, J. S. (2011) Astaxanthin: a potential therapeutic agent in cardiovascular disease. *Mar Drugs* **9**, 447–465

55.   Riccioni, G., D'Orazio, N., Franceschelli, S., and Speranza, L. (2011) Marine carotenoids

and cardiovascular risk markers. *Mar Drugs* **9**, 1166–1175

56. Iwamoto, T., Hosoda, K., Hirano, R., Kurata, H., Matsumoto, A., Miki, W., Kamiyama, M., Itakura, H., Yamamoto, S., and Kondo, K. (2000) Inhibition of low-density lipoprotein oxidation by astaxanthin. *J Atheroscler Thromb* **7**, 216–222

57. Pashkow, F. J., Watumull, D. G., and Campbell, C. L. (2008) Astaxanthin: a novel potential treatment for oxidative stress and inflammation in cardiovascular disease. *Am J Cardiol* **101**, 58D–68D

58. Hussein, G., Nakagawa, T., Goto, H., Shimada, Y., Matsumoto, K., Sankawa, U., and Watanabe, H. (2007) Astaxanthin ameliorates features of metabolic syndrome in SHR/NDmcr-cp. *Life Sci* **80**, 522–529

59. Ikeuchi, M., Koyama, T., Takahashi, J., and Yazawa, K. (2007) Effects of astaxanthin in obese mice fed a high-fat diet. *Biosci Biotechnol Biochem* **71**, 893–899

60. Yoshida, H., Yanai, H., Ito, K., Tomono, Y., Koikeda, T., Tsukahara, H., and Tada, N. (2010) Administration of natural astaxanthin increases serum HDL-cholesterol and adiponectin in subjects with mild hyperlipidemia. *Atherosclerosis* **209**, 520–523

61. Moore, S. A., Hurt, E., Yoder, E., Sprecher, H., and Spector, A. A. (1995) Docosahexaenoic acid synthesis in human skin fibroblasts involves peroxisomal retroconversion of tetracosahexaenoic acid. *J Lipid Res* **36**, 2433–2443

62. Sprecher, H., Chen, Q., and Yin, F. Q. (1999) Regulation of the biosynthesis of 22:5n-6

and 22:6n-3: a complex intracellular process. *Lipids* **34 Suppl**, S153–156

63. Voss, A., Reinhart, M., Sankarappa, S., and Sprecher, H. (1991) The metabolism of 7,10,13,16,19-docosapentaenoic acid to 4,7,10,13,16,19-docosahexaenoic acid in rat liver is independent of a 4-desaturase. *J Biol Chem* **266**, 19995–20000

64. Davis-Bruno, K., and Tassinari, M. S. (2011) Essential fatty acid supplementation of DHA and ARA and effects on neurodevelopment across animal species: a review of the literature. *Birth defects research. Part B, Developmental and reproductive toxicology* **92**, 240–250

65. Hibbeln, J. R., Nieminen, L. R., Blasbalg, T. L., Riggs, J. A., and Lands, W. E. (2006) Healthy intakes of n-3 and n-6 fatty acids: estimations considering worldwide diversity. *Am J Clin Nutr* **83**, 1483S–1493S

66. Simopoulos, A. P. (2008) The importance of the omega-6/omega-3 fatty acid ratio in cardiovascular disease and other chronic diseases. *Exp Biol Med (Maywood)* **233**, 674–688

67. Simopoulos, A. P. (1991) Omega-3 fatty acids in health and disease and in growth and development. *Am J Clin Nutr* **54**, 438–463

68. Simopoulos, A. P. (2002) The importance of the ratio of omega-6/omega-3 essential fatty acids. *Biomed Pharmacother* **56**, 365–379

69. Egert, S., Kannenberg, F., Somoza, V., Erbersdobler, H. F., and Wahrburg, U. (2009) Dietary alpha-linolenic acid, EPA, and DHA have differential effects on LDL fatty acid

composition but similar effects on serum lipid profiles in normolipidemic humans. *J Nutr* **139**, 861–868

70. Grimsgaard, S., Bonaa, K. H., Hansen, J. B., and Nordoy, A. (1997) Highly purified eicosapentaenoic acid and docosahexaenoic acid in humans have similar triacylglycerol-lowering effects but divergent effects on serum fatty acids. *Am J Clin Nutr* **66**, 649–659

71. Mori, T. A., Burke, V., Puddey, I. B., Watts, G. F., O'Neal, D. N., Best, J. D., and Beilin, L. J. (2000) Purified eicosapentaenoic and docosahexaenoic acids have differential effects on serum lipids and lipoproteins, LDL particle size, glucose, and insulin in mildly hyperlipidemic men. *Am J Clin Nutr* **71**, 1085–1094

72. Grimsgaard, S., Bonaa, K. H., Hansen, J. B., and Myhre, E. S. (1998) Effects of highly purified eicosapentaenoic acid and docosahexaenoic acid on hemodynamics in humans. *Am J Clin Nutr* **68**, 52–59

73. Mori, T. A., Bao, D. Q., Burke, V., Puddey, I. B., and Beilin, L. J. (1999) Docosahexaenoic acid but not eicosapentaenoic acid lowers ambulatory blood pressure and heart rate in humans. *Hypertension* **34**, 253–260

74. Jeffrey, B. G., Weisinger, H. S., Neuringer, M., and Mitchell, D. C. (2001) The role of docosahexaenoic acid in retinal function. *Lipids* **36**, 859–871

75. Mitchell, D. C., Niu, S. L., and Litman, B. J. (2003) Enhancement of G protein-coupled signaling by DHA phospholipids. *Lipids* **38**, 437–443

76. Vinton, N. E., Heckenlively, J. R., Laidlaw, S. A., Martin, D. A., Foxman, S. R., Ament, M. E., and Kopple, J. D. (1990) Visual function in patients undergoing long-term total parenteral nutrition. *Am J Clin Nutr* **52**, 895–902

77. Caputo, M., Zirpoli, H., Torino, G., and Tecce, M. F. (2011) Selective regulation of UGT1A1 and SREBP-1c mRNA expression by docosahexaenoic, eicosapentaenoic, and arachidonic acids. *Journal of cellular physiology* **226**, 187–193

78. Weldon, S. M., Mullen, A. C., Loscher, C. E., Hurley, L. A., and Roche, H. M. (2007) Docosahexaenoic acid induces an anti-inflammatory profile in lipopolysaccharide-stimulated human THP-1 macrophages more effectively than eicosapentaenoic acid. *J Nutr Biochem* **18**, 250–258

79. Nemets, H., Nemets, B., Apter, A., Bracha, Z., and Belmaker, R. H. (2006) Omega-3 treatment of childhood depression: a controlled, double-blind pilot study. *Am J Psychiatry* **163**, 1098–1100

80. Sontrop, J., and Campbell, M. K. (2006) Omega-3 polyunsaturated fatty acids and depression: a review of the evidence and a methodological critique. *Prev Med* **42**, 4–13

81. Products, E. P. o. D. (2010) Scientific opinion on dietary reference values for fats, including saturated fatty acids, polyunsaturated fatty acids, monounsaturated fatty acids, trans fatty acids, and cholesterol. *EFSA Journal* **8**, 1461

82. Ehringer, W., Belcher, D., Wassall, S. R., and Stillwell, W. (1990) A comparison of the effects of linolenic (18:3 omega 3) and docosahexaenoic (22:6 omega 3) acids on

phospholipid bilayers. *Chem Phys Lipids* **54**, 79–88

83. Jump, D. B., Botolin, D., Wang, Y., Xu, J., Demeure, O., and Christian, B. (2008) Docosahexaenoic acid (DHA) and hepatic gene transcription. *Chem Phys Lipids* **153**, 3–13

84. Jump, D. B., Thelen, A., Ren, B., and Mater, M. (1999) Multiple mechanisms for polyunsaturated fatty acid regulation of hepatic gene transcription. *Prostaglandins Leukot Essent Fatty Acids* **60**, 345–349

85. Ou, J., Tu, H., Shan, B., Luk, A., DeBose-Boyd, R. A., Bashmakov, Y., Goldstein, J. L., and Brown, M. S. (2001) Unsaturated fatty acids inhibit transcription of the sterol regulatory element-binding protein-1c (SREBP-1c) gene by antagonizing ligand-dependent activation of the LXR. *Proc Natl Acad Sci U S A* **98**, 6027–6032

86. Wisely, G. B., Miller, A. B., Davis, R. G., Thornquest, A. D., Jr., Johnson, R., Spitzer, T., Sefler, A., Shearer, B., Moore, J. T., Miller, A. B., Willson, T. M., and Williams, S. P. (2002) Hepatocyte nuclear factor 4 is a transcription factor that constitutively binds fatty acids. *Structure* **10**, 1225–1234

87. Mirnikjoo, B., Brown, S. E., Kim, H. F., Marangell, L. B., Sweatt, J. D., and Weeber, E. J. (2001) Protein kinase inhibition by omega-3 fatty acids. *J Biol Chem* **276**, 10888–10896

88. Seung Kim, H. F., Weeber, E. J., Sweatt, J. D., Stoll, A. L., and Marangell, L. B. (2001) Inhibitory effects of omega-3 fatty acids on protein kinase C activity in vitro. *Molecular psychiatry* **6**, 246–248

89. Kim, W., Khan, N. A., McMurray, D. N., Prior, I. A., Wang, N., and Chapkin, R. S. (2010) Regulatory activity of polyunsaturated fatty acids in T-cell signaling. *Prog Lipid Res* **49**, 250–261

90. Serhan, C. N., Chiang, N., and Van Dyke, T. E. (2008) Resolving inflammation: dual anti-inflammatory and pro-resolution lipid mediators. Nature reviews. *Immunology* **8**, 349–361

91. Matias, I., Petrosino, S., Racioppi, A., Capasso, R., Izzo, A. A., and Di Marzo, V. (2008) Dysregulation of peripheral endocannabinoid levels in hyperglycemia and obesity: Effect of high fat diets. *Mol Cell Endocrinol* **286**, S66–78

92. Harris, W. S., and Von Schacky, C. (2004) The Omega-3 Index: a new risk factor for death from coronary heart disease? *Prev Med* **39**, 212–220

93. Arnold, C., Markovic, M., Blossey, K., Wallukat, G., Fischer, R., Dechend, R., Konkel, A., von Schacky, C., Luft, F. C., Muller, D. N., Rothe, M., and Schunck, W. H. (2010) Arachidonic acid-metabolizing cytochrome P450 enzymes are targets of {omega}-3 fatty acids. *The Journal of biological chemistry* **285**, 32720–32733

94. Harris, W. S., Sands, S. A., Windsor, S. L., Ali, H. A., Stevens, T. L., Magalski, A., Porter, C. B., and Borkon, A. M. (2004) Omega-3 fatty acids in cardiac biopsies from heart transplantation patients: correlation with erythrocytes and response to supplementation. *Circulation* **110**, 1645–1649

95. Metcalf, R. G., Cleland, L. G., Gibson, R. A., Roberts-Thomson, K. C., Edwards, J. R., Sanders, P., Stuklis, R., James, M. J., and

Young, G. D. (2010) Relation between blood and atrial fatty acids in patients undergoing cardiac bypass surgery. *The American journal of clinical nutrition* **91**, 528–534

96. Kohler, A., Bittner, D., Low, A., and von Schacky, C. (2010) Effects of a convenience drink fortified with n-3 fatty acids on the n-3 index. *Br J Nutr* **104**, 729–736

97. von Schacky, C. (2011) The Omega-3 Index as a risk factor for cardiovascular diseases. *Prostaglandins & other lipid mediators*

98. Pottala, J. V., Garg, S., Cohen, B. E., Whooley, M. A., and Harris, W. S. (2010) Blood eicosapentaenoic and docosahexaenoic acids predict all-cause mortality in patients with stable coronary heart disease: the Heart and Soul study. *Circulation. Cardiovascular quality and outcomes* **3**, 406–412

99. Baghai, T. C., Varallo-Bedarida, G., Born, C., Hafner, S., Schule, C., Eser, D., Rupprecht, R., Bondy, B., and von Schacky, C. (2011) Major depressive disorder is associated with cardiovascular risk factors and low Omega-3 Index. *J Clin Psychiatry* **72**, 1242–1247

100. Lin, P. Y., Huang, S. Y., and Su, K. P. (2010) A meta-analytic review of polyunsaturated fatty acid compositions in patients with depression. *Biol Psychiatry* **68**, 140–147

101. Tan, Z. S., Harris, W. S., Beiser, A. S., Au, R., Himali, J. J., Debette, S., Pikula, A., Decarli, C., Wolf, P. A., Vasan, R. S., Robins, S. J., and Seshadri, S. (2012) Red blood cell omega-3 fatty acid levels and markers of accelerated brain aging. *Neurology* **78**, 658–664

102. Ladesich, J. B., Pottala, J. V., Romaker, A., and Harris, W. S. (2011) Membrane level of omega-3 docosahexaenoic acid is associated with severity of obstructive sleep apnea. *Journal of clinical sleep medicine : JCSM : official publication of the American Academy of Sleep Medicine* **7**, 391–396

103. Moon, H. J., Kim, T. H., Byun, D. W., and Park, Y. (2012) Positive correlation between erythrocyte levels of n-3 polyunsaturated fatty acids and bone mass in postmenopausal Korean women with osteoporosis. *Ann Nutr Metab* **60**, 146–153

104. Palmer, D. J., Sullivan, T., Gold, M. S., Prescott, S. L., Heddle, R., Gibson, R. A., and Makrides, M. (2012) Effect of n-3 long chain polyunsaturated fatty acid supplementation in pregnancy on infants' allergies in first year of life: randomised controlled trial. *BMJ* **344**, e184

105. Dennehy, C. (2011) Omega-3 fatty acids and ginger in maternal health: pharmacology, efficacy, and safety. Journal of midwifery & women's health 56, 584–590

106. da Rocha, C. M., and Kac, G. (2012) High dietary ratio of omega-6 to omega-3 polyunsaturated acids during pregnancy and prevalence of post-partum depression. *Matern Child Nutr* **8**, 36–48

107. Bradbury, J., Myers, S. P., and Oliver, C. (2004) An adaptogenic role for omega-3 fatty acids in stress; a randomised placebo controlled double blind intervention study (pilot) [ISRCTN22569553]. *Nutr J* **3**, 20

108. Milte, C. M., Sinn, N., Buckley, J. D., Coates, A. M., Young, R. M., and Howe, P. R. (2011) Polyunsaturated fatty acids, cognition and literacy in children with ADHD with

and without learning difficulties. *Journal of child health care : for professionals working with children in the hospital and community* **15**, 299–311

109. Bloch, M. H., and Qawasmi, A. (2011) Omega-3 fatty acid supplementation for the treatment of children with attention-deficit/hyperactivity disorder symptomatology: systematic review and meta-analysis. *Journal of the American Academy of Child and Adolescent Psychiatry* **50**, 991–1000

110. Hibbeln, J. R., Ferguson, T. A., and Blasbalg, T. L. (2006) Omega-3 fatty acid deficiencies in neurodevelopment, aggression and autonomic dysregulation: opportunities for intervention. *International review of psychiatry* **18**, 107–118

111. Crawford, M. A. (1990) The early development and evolution of the human brain. Upsala journal of medical sciences. *Supplement* **48**, 43–78

112. Mayurasakorn, K., Williams, J. J., Ten, V. S., and Deckelbaum, R. J. (2011) Docosahexaenoic acid: brain accretion and roles in neuroprotection after brain hypoxia and ischemia. *Curr Opin Clin Nutr Metab Care* **14**, 158–167

113. Bazan, N. G. (2003) Synaptic lipid signaling: significance of polyunsaturated fatty acids and platelet-activating factor. *J Lipid Res* **44**, 2221–2233

114. Bazan, N. G. (2009) Neuroprotectin D1-mediated anti-inflammatory and survival signaling in stroke, retinal degenerations, and Alzheimer's disease. *J Lipid Res* **50 Suppl**, S400–405

115. Rapoport, S. I., Ramadan, E., and Basselin, M. (2011) Docosahexaenoic acid (DHA) incorporation into the brain from plasma, as an in vivo biomarker of brain DHA metabolism and neurotransmission. *Prostaglandins Other Lipid Mediat* **96**, 109–113

116. Salem, N., Jr., Litman, B., Kim, H. Y., and Gawrisch, K. (2001) Mechanisms of action of docosahexaenoic acid in the nervous system. *Lipids* **36**, 945–959

117. Liu, X., and Osawa, T. (2009) Astaxanthin protects neuronal cells against oxidative damage and is a potent candidate for brain food. Forum of nutrition 61, 129–135

118. Shen, H., Kuo, C. C., Chou, J., Delvolve, A., Jackson, S. N., Post, J., Woods, A. S., Hoffer, B. J., Wang, Y., and Harvey, B. K. (2009) Astaxanthin reduces ischemic brain injury in adult rats. *FASEB J* **23**, 1958–1968

119. Kidd, P. M. (2007) Omega-3 DHA and EPA for cognition, behavior, and mood: clinical findings and structural-functional synergies with cell membrane phospholipids. *Altern Med Rev* **12**, 207–227

120. Golomb, B. A., Evans, M. A., White, H. L., and Dimsdale, J. E. (2012) Trans fat consumption and aggression. *PLoS One* **7**, e32175

121. McNamara, R. K. (2011) Long-Chain Omega-3 Fatty Acid Deficiency in Mood Disorders: Rationale for Treatment and Prevention. *Current drug discovery technologies*

122. Sarris, J., Mischoulon, D., and Schweitzer, I. (2012) Omega-3 for bipolar disorder: meta-analyses of use in mania and bipolar depression. *J Clin Psychiatry* **73**, 81–86

123. Gertsik, L., Poland, R. E., Bresee, C., and Rapaport, M. H. (2012) Omega-3 fatty acid augmentation of citalopram treatment for patients with major depressive disorder. *Journal of clinical psychopharmacology* **32**, 61–64

124. Kiecolt-Glaser, J. K., Belury, M. A., Andridge, R., Malarkey, W. B., and Glaser, R. (2011) Omega-3 supplementation lowers inflammation and anxiety in medical students: A randomized controlled trial. *Brain Behav Immun*

125. Dickerson, L. M., Mazyck, P. J., and Hunter, M. H. (2003) Premenstrual syndrome. *Am Fam Physician* **67**, 1743–1752

126. Sampalis, F., Bunea, R., Pelland, M. F., Kowalski, O., Duguet, N., and Dupuis, S. (2003) Evaluation of the effects of Neptune Krill Oil on the management of premenstrual syndrome and dysmenorrhea. *Altern Med Rev* **8**, 171–179

127. Weiss, L. A., Barrett-Connor, E., and von Muhlen, D. (2005) Ratio of n-6 to n-3 fatty acids and bone mineral density in older adults: the Rancho Bernardo Study. *Am J Clin Nutr* **81**, 934–938

128. Carlezon, W. A., Jr., Mague, S. D., Parow, A. M., Stoll, A. L., Cohen, B. M., and Renshaw, P. F. (2005) Antidepressant-like effects of uridine and omega-3 fatty acids are potentiated by combined treatment in rats. *Biol Psychiatry* **57**, 343–350

129. Ferraz, A. C., Delattre, A. M., Almendra, R. G., Sonagli, M., Borges, C., Araujo, P., Andersen, M. L., Tufik, S., and Lima, M. M. (2011) Chronic omega-3 fatty acids supplementation promotes beneficial effects on anxiety, cognitive and depressive-like behaviors in rats subjected to a restraint stress protocol. *Behav Brain Res* **219**, 116–122

130. Huang, S. Y., Yang, H. T., Chiu, C. C., Pariante, C. M., and Su, K. P. (2008) Omega-3 fatty acids on the forced-swimming test. Journal of psychiatric research 42, 58–63

131. Lakhwani, L., Tongia, S. K., Pal, V. S., Agrawal, R. P., Nyati, P., and Phadnis, P. (2007) Omega-3 fatty acids have antidepressant activity in forced swimming test in Wistar rats. *Acta poloniae pharmaceutica* **64**, 271–276

132. Park, Y., Moon, H. J., and Kim, S. H. (2012) N-3 polyunsaturated fatty acid consumption produces neurobiological effects associated with prevention of depression in rats after the forced swimming test. *J Nutr Biochem* **23**, 924–928

133. Brilla, L. R., and Landerholm, T. E. (1990) Effect of fish oil supplementation and exercise on serum lipids and aerobic fitness. *The Journal of sports medicine and physical fitness* **30**, 173–180

134. Raastad, T., Hostmark, A. T., and Stromme, S. B. (1997) Omega-3 fatty acid supplementation does not improve maximal aerobic power, anaerobic threshold and running performance in well-trained soccer players. *Scandinavian journal of medicine & science in sports* **7**, 25–31

135. Buckley, J. D., Burgess, S., Murphy, K. J., and Howe, P. R. (2009) DHA-rich fish oil lowers heart rate during submaximal exercise in elite Australian Rules footballers. *Journal of science and medicine in sport / Sports Medicine Australia* **12**, 503–507

136. Peoples, G. E., McLennan, P. L., Howe, P. R., and Groeller, H. (2008) Fish oil reduces heart rate and oxygen consumption during exercise. *Journal of cardiovascular pharmacology* **52**, 540–547

137. Walser, B., and Stebbins, C. L. (2008) Omega-3 fatty acid supplementation enhances stroke volume and cardiac output during dynamic exercise. *Eur J Appl Physiol* **104**, 455–461

138. Poschl, J. M., Leray, C., Groscolas, R., Ruef, P., and Linderkamp, O. (1996) Dietary docosahexaenoic acid improves red blood cell deformability in rats. *Thromb Res* **81**, 283–288

139. Ho, M., Maple, C., Bancroft, A., McLaren, M., and Belch, J. J. (1999) The beneficial effects of omega-3 and omega-6 essential fatty acid supplementation on red blood cell rheology. *Prostaglandins Leukot Essent Fatty Acids* **61**, 13–17

140. Tartibian, B., Maleki, B. H., and Abbasi, A. (2009) The effects of ingestion of omega-3 fatty acids on perceived pain and external symptoms of delayed onset muscle soreness in untrained men. *Clinical journal of sport medicine : official journal of the Canadian Academy of Sport Medicine* **19**, 115–119

141. Rodacki, C. L., Rodacki, A. L., Pereira, G., Naliwaiko, K., Coelho, I., Pequito, D., and Fernandes, L. C. (2012) Fish-oil supplementation enhances the effects of strength training in elderly women. *Am J Clin Nutr* **95**, 428–436

142. Bloomer, R. J., Larson, D. E., Fisher-Wellman, K. H., Galpin, A. J., and Schilling, B. K. (2009) Effect of eicosapentaenoic and docosahexaenoic acid on resting and exercise-induced inflammatory and oxidative stress biomarkers: a randomized, placebo controlled, cross-over study. *Lipids Health Dis* **8**, 36

143. Heikkinen, A., Alaranta, A., Helenius, I., and Vasankari, T. (2011) Dietary supplementation habits and perceptions of supplement use among elite Finnish athletes. *International journal of sport nutrition and exercise metabolism* **21**, 271–279

144. Tartibian, B., Maleki, B. H., and Abbasi, A. (2011) Omega-3 fatty acids supplementation attenuates inflammatory markers after eccentric exercise in untrained men. *Clinical journal of sport medicine : official journal of the Canadian Academy of Sport Medicine* **21**, 131–137

145. Nieman, D. C., Henson, D. A., McAnulty, S. R., Jin, F., and Maxwell, K. R. (2009) n-3 polyunsaturated fatty acids do not alter immune and inflammation measures in endurance athletes. *International journal of sport nutrition and exercise metabolism* **19**, 536–546

146. Farzaneh-Far, R., Lin, J., Epel, E. S., Harris, W. S., Blackburn, E. H., and Whooley, M. A. (2010) Association of marine omega-3 fatty acid levels with telomeric aging in patients with coronary heart disease. *JAMA* **303**, 250–257

147. Nicolaou, A. (2012) Eicosanoids in skin inflammation. *Prostaglandins Leukot Essent Fatty Acids*

148. Pilkington, S. M., Watson, R. E., Nicolaou, A., and Rhodes, L. E. (2011) Omega-3 polyunsaturated fatty acids: photoprotective

macronutrients. *Experimental dermatology* **20**, 537–543

149. Rubin, M. G., Kim, K., and Logan, A. C. (2008) Acne vulgaris, mental health and omega-3 fatty acids: a report of cases. *Lipids Health Dis* **7**, 36

150. McDaniel, J. C., Belury, M., Ahijevych, K., and Blakely, W. (2008) Omega-3 fatty acids effect on wound healing. *Wound repair and regeneration : official publication of the Wound Healing Society [and] the European Tissue Repair Society* **16**, 337–345

151. Crawford, M. A. (1993) The role of essential fatty acids in neural development: implications for perinatal nutrition. *Am J Clin Nutr* **57**, 703S–709S; discussion 709S–710S

152. Neuringer, M., Connor, W. E., Lin, D. S., Barstad, L., and Luck, S. (1986) Biochemical and functional effects of prenatal and postnatal omega 3 fatty acid deficiency on retina and brain in rhesus monkeys. *Proc Natl Acad Sci U S A* **83**, 4021–4025

153. Reisbick, S., Neuringer, M., Gohl, E., Wald, R., and Anderson, G. J. (1997) Visual attention in infant monkeys: effects of dietary fatty acids and age. *Developmental psychology* **33**, 387–395

154. Dyerberg, J. (1989) Coronary heart disease in Greenland Inuit: a paradox. Implications for western diet patterns. *Arctic medical research* **48**, 47–54

155. Albert, C. M., Campos, H., Stampfer, M. J., Ridker, P. M., Manson, J. E., Willett, W. C., and Ma, J. (2002) Blood levels of long-chain n-3 fatty acids and the risk of sudden death. *N Engl J Med* **346**, 1113–1118

156. Mozaffarian, D., Ascherio, A., Hu, F. B., Stampfer, M. J., Willett, W. C., Siscovick, D. S., and Rimm, E. B. (2005) Interplay between different polyunsaturated fatty acids and risk of coronary heart disease in men. *Circulation* **111**, 157–164

157. Calder, P. C. (2012) The role of marine omega-3 (n-3) fatty acids in inflammatory processes, atherosclerosis and plaque stability. *Mol Nutr Food Res* **56**, 1073–1080

158. Daviglus, M. L., Stamler, J., Orencia, A. J., Dyer, A. R., Liu, K., Greenland, P., Walsh, M. K., Morris, D., and Shekelle, R. B. (1997) Fish consumption and the 30-year risk of fatal myocardial infarction. *N Engl J Med* **336**, 1046–1053

159. Fosshaug, L. E., Berge, R. K., Beitnes, J. O., Berge, K., Vik, H., Aukrust, P., Gullestad, L., Vinge, L. E., and Oie, E. (2011) Krill oil attenuates left ventricular dilatation after myocardial infarction in rats. *Lipids in health and disease* **10**, 245

160. Burr, M. L., Fehily, A. M., Rogers, S., Welsby, E., King, S., and Sandham, S. (1989) Diet and reinfarction trial (DART): design, recruitment, and compliance. *Eur Heart J* **10**, 558–567

161. Reiffel, J. A., and McDonald, A. (2006) Antiarrhythmic effects of omega-3 fatty acids. *Am J Cardiol* **98**, 50i–60i

162. Xun, P., Hou, N., Daviglus, M., Liu, K., Morris, J. S., Shikany, J. M., Sidney, S., Jacobs, D. R., and He, K. (2011) Fish oil, selenium and mercury in relation to incidence of hypertension: a 20-year follow-up study. *J Intern Med* **270**, 175–186

163. Abeywardena, M. Y., and Patten, G. S. (2011) Role of omega3 long-chain polyunsaturated fatty acids in reducing cardio-metabolic risk factors. *Endocrine, metabolic & immune disorders drug targets* **11**, 232–246

164. Liu, J. C., Conklin, S. M., Manuck, S. B., Yao, J. K., and Muldoon, M. F. (2011) Long-chain omega-3 fatty acids and blood pressure. *Am J Hypertens* **24**, 1121–1126

165. Bunea, R., El Farrah, K., and Deutsch, L. (2004) Evaluation of the effects of Neptune Krill Oil on the clinical course of hyperlipidemia. *Altern Med Rev* **9**, 420–428

166. Ferramosca, A., Conte, L., and Zara, V. (2011) A krill oil supplemented diet reduces the activities of the mitochondrial tricarboxylate carrier and of the cytosolic lipogenic enzymes in rats. *J Animal Phys and Animal Nutr*, 1–12

167. Tandy, S., Chung, R. W. S., Wat, E., Kamili, A., Berge, K., Griinari, M., and Cohn, J. S. (2009) Dietary krill oil supplementation reduces hepatic steatosis, glycemia and hypercholesterolemia in high-fat fed mice. *Journal of Agricultural and Food Chemistry* **57**, 9339–9345

168. Zhu, J. J., Shi, J. H., Qian, W. B., Cai, Z. Z., and Li, D. (2008) Effects of krill oil on serum lipids of hyperlipidemic rats and human SW480 cells. *Lipids Health Dis* **7**, 30

169. Banni, S., Carta, G., Murru, E., Cordeddu, L., Giordano, E., Sirigu, A. R., Berge, K., Vik, H., Maki, K. C., Di Marzo, V., and Griinari, M. (2011) Krill oil significantly decreases 2-arachidonoylglycerol plasma levels in obese subjects. *Nutr Metab (Lond)* **8**, 7

170. Burri, L., Berge, K., Wibrand, K., Berge, R. K., and Barger, J. L. (2011) Differential effects of krill oil and fish oil on the hepatic transcriptome in mice. *Frontiers in Nutrigenomics* **2**, 1–8

171. Piscitelli, F., Carta, G., Bisogno, T., Murru, E., Cordeddu, L., Berge, K., Tandy, S., Cohn, J. S., Griinari, M., Banni, S., and Di Marzo, V. (2011) Effect of dietary krill oil supplementation on the endocannabinoidome of metabolically relevant tissues from high fat-fed mice. *Nutrition & Metabolism* **8**, 1–16

172. Ferramosca, A., Conte, A., Burri, L., Berge, K., De Nuccio, F., Giudetti, A. M., and Zara, V. (2012) A krill oil supplemented diet suppresses hepatic steatosis in high-fat fed rats. *PloS one* **7**, e38797

173. Rader, D. J. (2000) Inflammatory markers of coronary risk. *N Engl J Med* **343**, 1179–1182

174. Lindahl, B., Toss, H., Siegbahn, A., Venge, P., and Wallentin, L. (2000) Markers of myocardial damage and inflammation in relation to long-term mortality in unstable coronary artery disease. FRISC Study Group. Fragmin during Instability in Coronary Artery Disease. *N Engl J Med* **343**, 1139–1147

175. Deutsch, L. (2007) Evaluation of the effect of Neptune Krill Oil on chronic inflammation and arthritic symptoms. *J Am Coll Nutr* **26**, 39–48

176. Ierna, M., Kerr, A., Scales, H., Berge, K., and Griinari, M. (2010) Supplementation of diet with krill oil protects against experimental rheumatoid arthritis. *BMC Musculoskelet Disord* **11**, 136

177. Kikuchi, S., Sakamoto, T., Ishikawa, C., Ya-zawa, K., and Torii, S. (1998) Modulation of eosinophil chemotactic activities to leukot-riene B4 by n-3 polyunsaturated fatty acids. *Prostaglandins Leukot Essent Fatty Acids* **58**, 243–248

178. Kitz, R., Rose, M. A., Schubert, R., Beer-mann, C., Kaufmann, A., Bohles, H. J., Schulze, J., and Zielen, S. (2010) Omega-3 polyunsaturated fatty acids and bronchial inflammation in grass pollen allergy after al-lergen challenge. *Respiratory medicine* **104**, 1793–1798

179. Schubert, R., Kitz, R., Beermann, C., Rose, M. A., Lieb, A., Sommerer, P. C., Moskovits, J., Alberternst, H., Bohles, H. J., Schulze, J., and Zielen, S. (2009) Effect of n-3 po-lyunsaturated fatty acids in asthma after low-dose allergen challenge. *Int Arch Allergy Immunol* **148**, 321–329

180. Greene, E. R., Huang, S., Serhan, C. N., and Panigrahy, D. (2011) Regulation of in-flammation in cancer by eicosanoids. *Prostaglandins Other Lipid Mediat* **96**, 27–36

181. Grimstad, T., Bjorndal, B., Cacabelos, D., Aasprong, O. G., Janssen, E. A., Omdal, R., Svardal, A., Hausken, T., Bohov, P., Por-tero-Otin, M., Pamplona, R., and Berge, R. K. (2012) Dietary supplementation of krill oil attenuates inflammation and oxidative stress in experimental ulcerative colitis in rats. *Scand J Gastroenterol* **47**, 49–58